Bereit für meine Herz-Operation

Ein Buch über die Herz-Operation für Kinder – Vorbereitung und Erholungsphase

Dieses Buch gehört:

Geschrieben von Dr. Fei Zheng-Ward   Illustriert von Moch. Fajar Shobaru

Urheberrecht 2025 Fei Zheng-Ward

Alle Rechte vorbehalten. Publiziert von Fei Zheng-Ward, einem Imprint von FZWbooks.

Kein Teil dieses Buches darf ohne vorherige schriftliche Genehmigung des Inhabers des Urheberrechtes kopiert, reproduziert, aufgenommen, übertragen oder in irgendeiner elektronischen oder physischen Form gespeichert werden.

ISBN 979-8-89318-097-8 (eBook)
ISBN 979-8-89318-098-5 (Taschenbuch)

Das Herz ist ein Muskel mit vier getrennten Kammern im Inneren, die das Blut in die Körperteile pumpen.

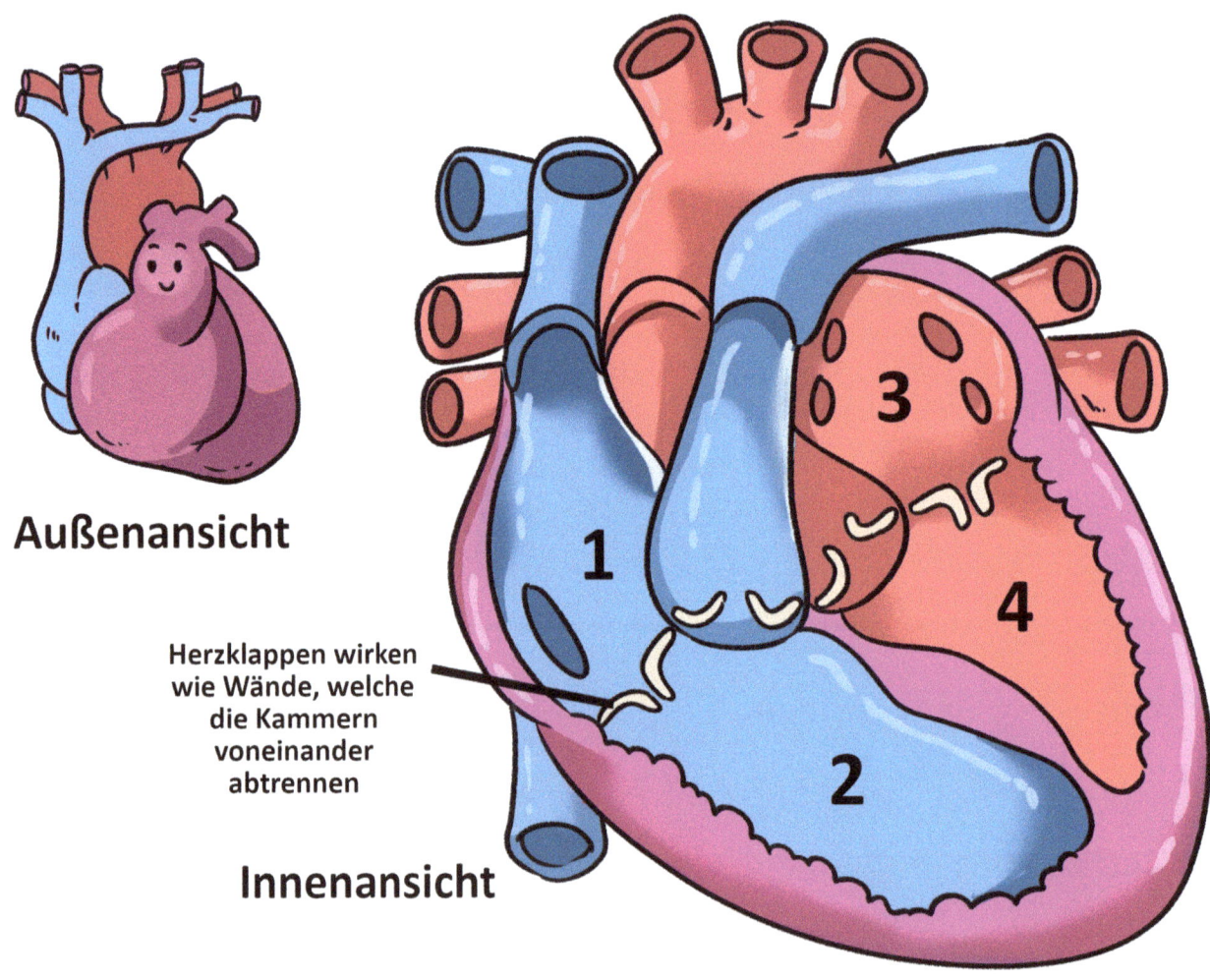

Außenansicht

Herzklappen wirken wie Wände, welche die Kammern voneinander abtrennen

Innenansicht

Es liefert den Sauerstoff und Nährstoffe und hilft dabei, Abfallstoffe aus deinem Körper zu entfernen, damit du wächst und die Dinge tun kannst, die du so liebst.

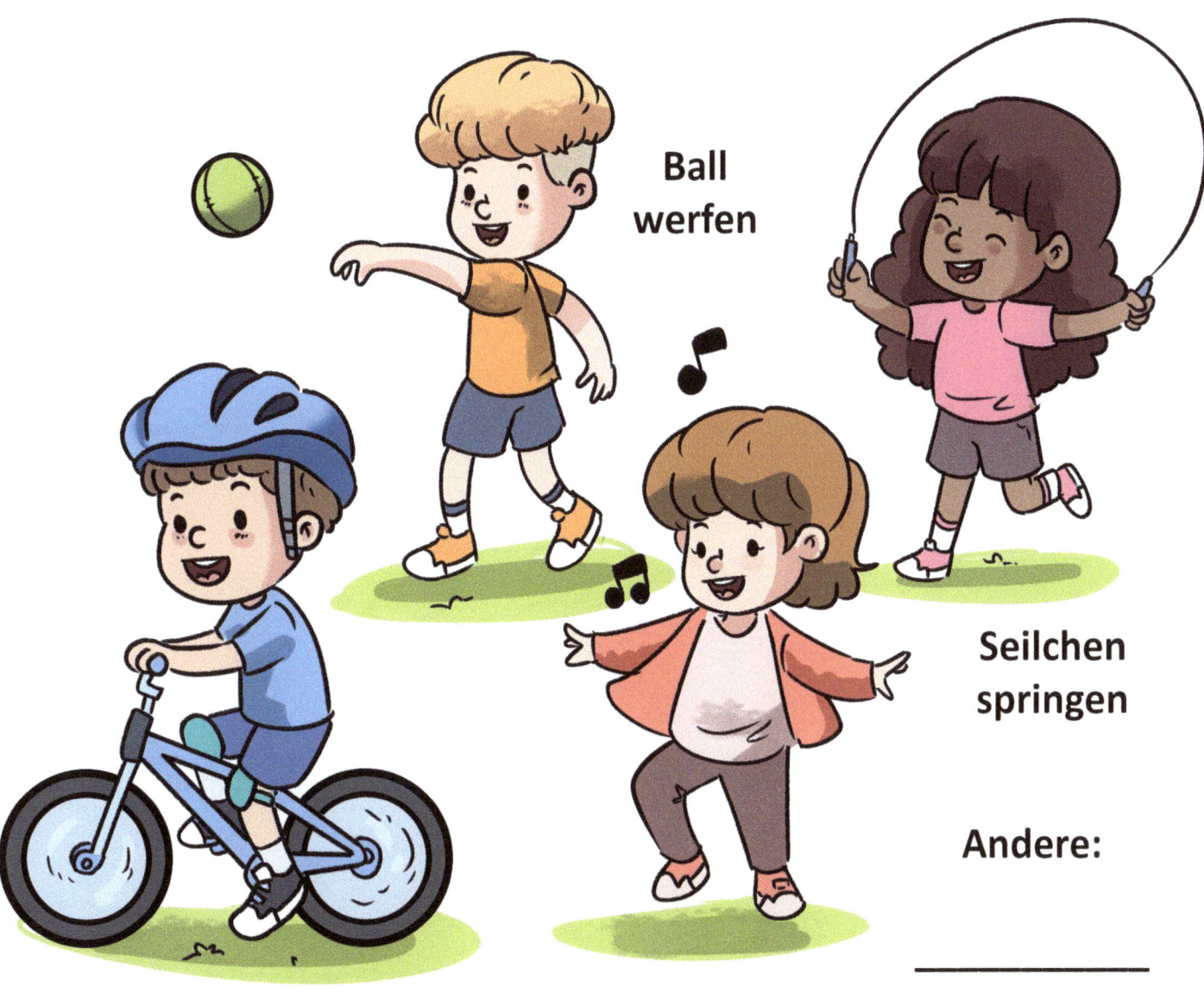

Wenn dein Herz nicht so gut funktioniert, wie es sollte, dann kannst du die folgenden Symptome haben.

Welche davon hast du schon erlebt?

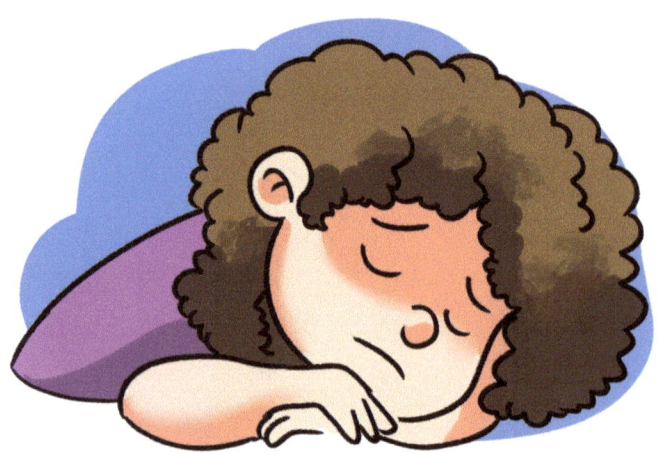

Müde fühlen

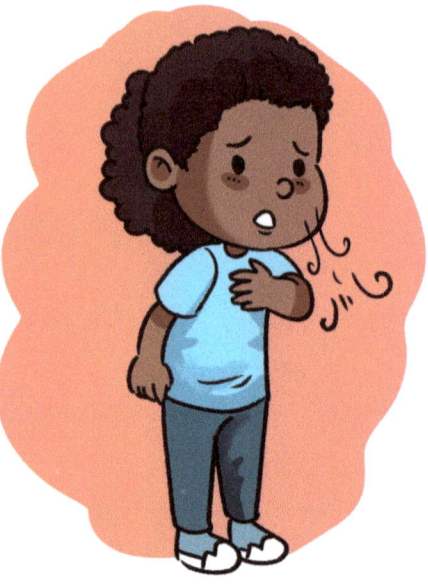

Kurzatmigkeit

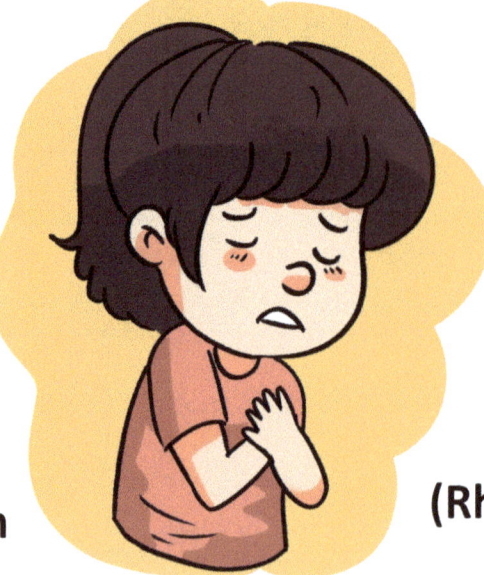

Brustschmerzen

Herzstolpern (Rhythmusstörungen)

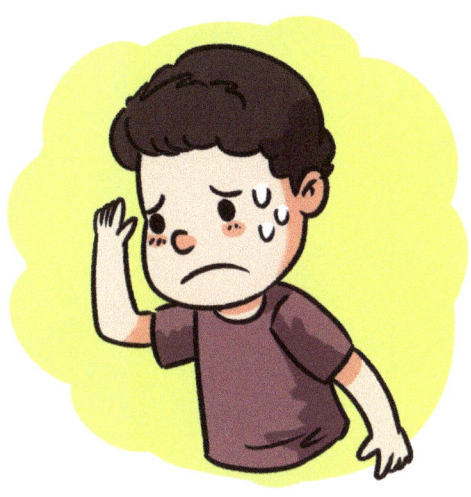

Schwitzen

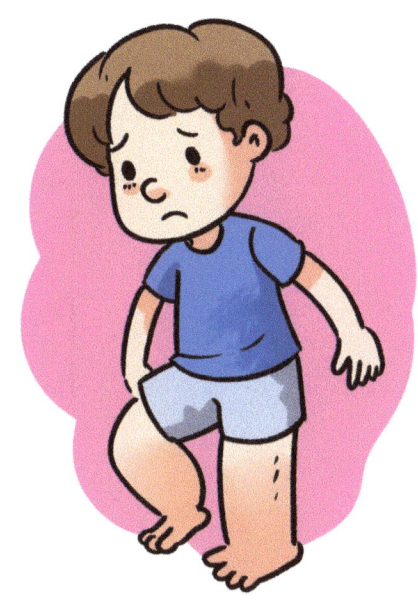

Geschwollene Beine und Füße

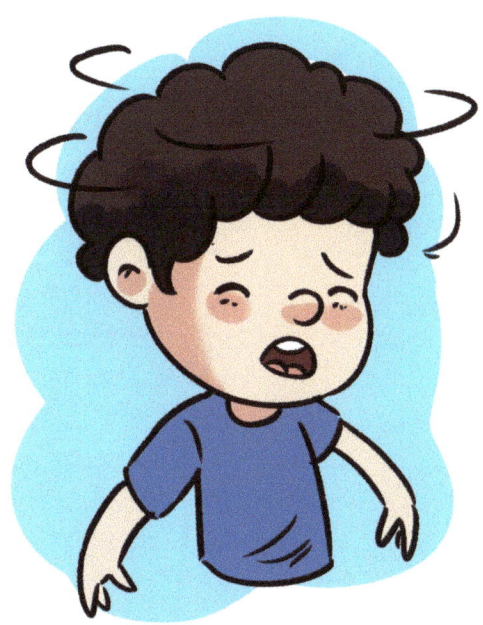

Schwindelgefühl

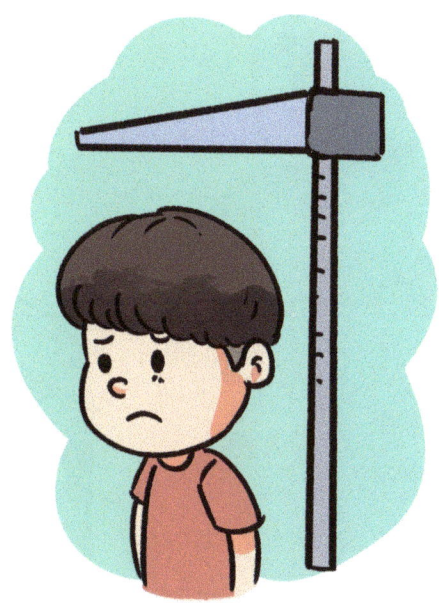

Langsam wachsen

Dein Herzchirurg, der vorsichtig und einfühlsam ist, kann dein Herz wieder reparieren, damit es besser arbeitet. Wenn du Fragen zu der Operation hast, brauchst du keine Angst haben ihn zu fragen.

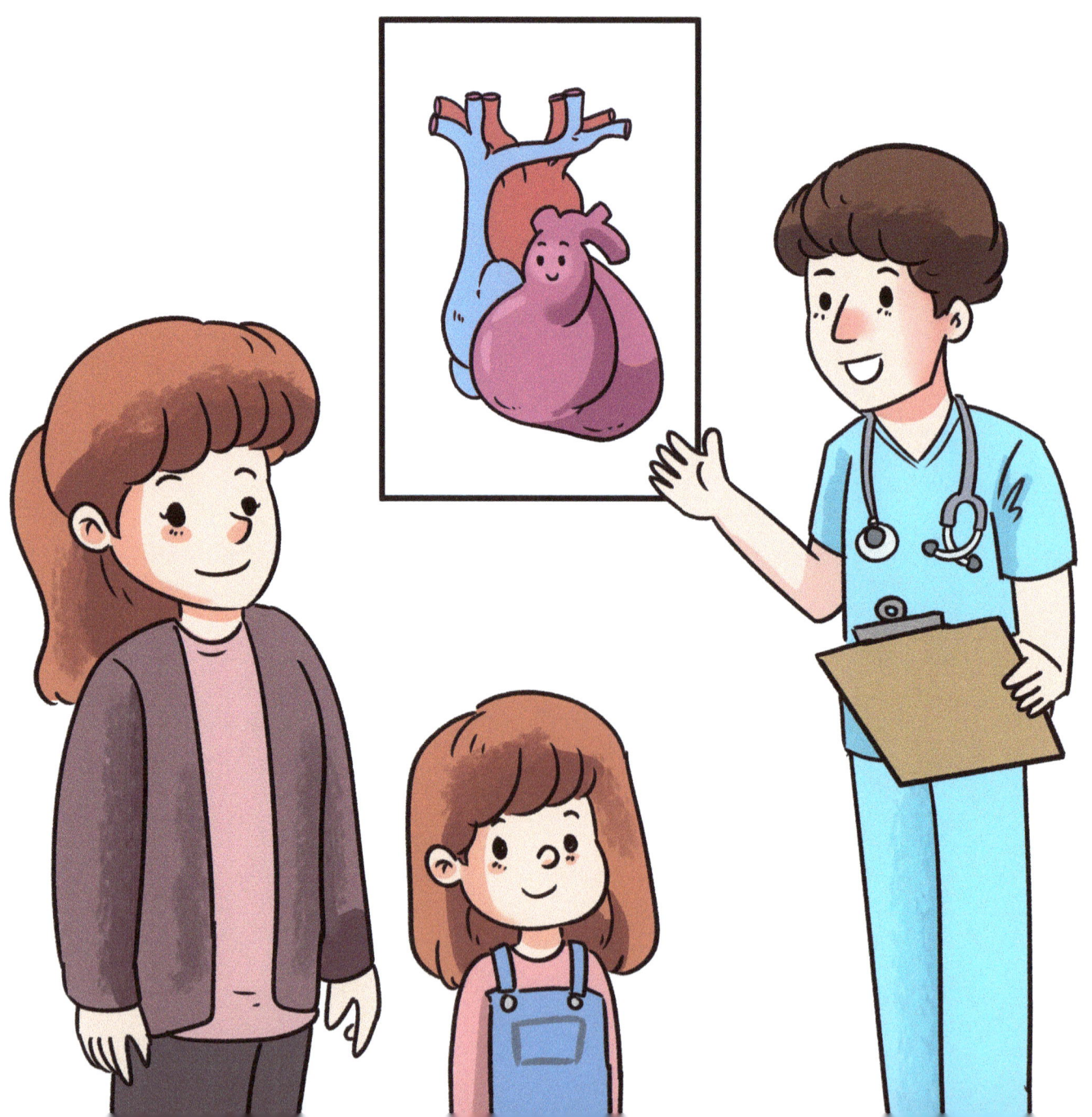

Vor deiner Operation werden vielleicht einige Tests durchgeführt, damit deine Ärzte sich besser um dich kümmern können. Dazu gehören möglicherweise:

- ☐ EKG
- ☐ Echo
- ☐ Röntgenaufnahme vom Brustkorb
- ☐ Blutuntersuchung

EKG ist die Abkürzung für Elektrokardiogramm.

Echo ist die Abkürzung für Echokardiogramm.

Weißt du die folgenden Dinge über dich?

Meine Größe ist _____

Mein Gewicht ist _____

Meine Vitalzeichen sind:

Temperatur _____

Herzfrequenz _____

Atemfrequenz _____

Blutdruck ___/___

Sauerstoffsättigung _____

Wenn du ein paar davon nicht weißt - mach dir keine Sorgen! Am Tag der Operation werden die fehlenden Werte gemessen.

Elektrokardiogramm (EKG)

Es überprüft, wie dein Herz schlägt, indem es die dahinterstehenden elektrischen Aktivitäten misst, also wie die Zellen deines Herzmuskels miteinander kommunizieren.

Dazu klebt man spezielle Aufkleber, die als Elektroden bezeichnet werden, auf deine Brust, deine Arme und Beine. Daran werden Kabel angeschlossen, um die elektrischen Signale des Herzens an einen Drucker zu senden.

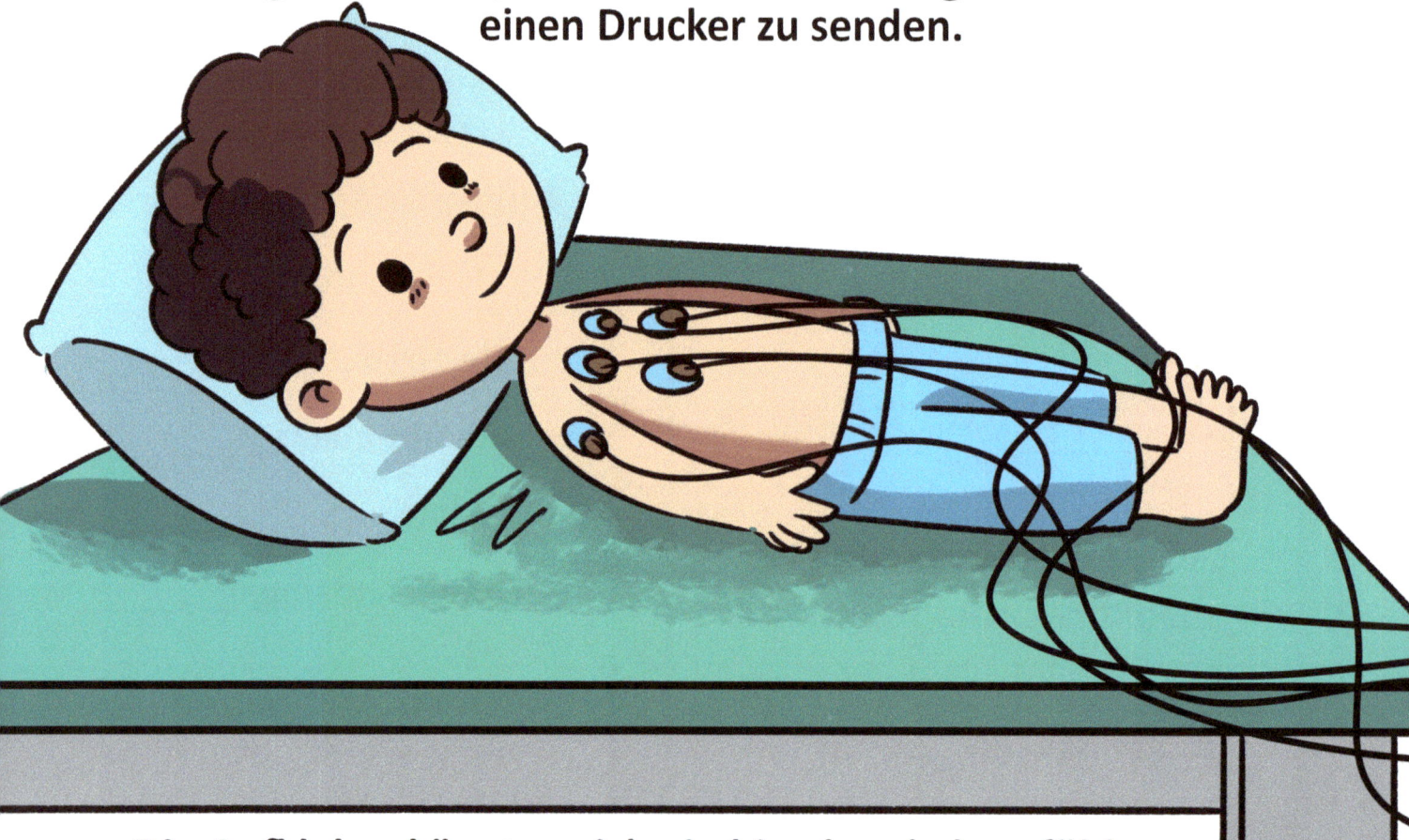

Die Aufkleber könnten sich ein bisschen kalt anfühlen, aber es tut nicht weh. Versuch einfach, so still wie möglich zu bleiben und ruhig zu atmen.

Bist du bereit?

Der Drucker wird die elektrischen Aktivitäten deines Herzens auf rosafarbenes Papier ausdrucken.

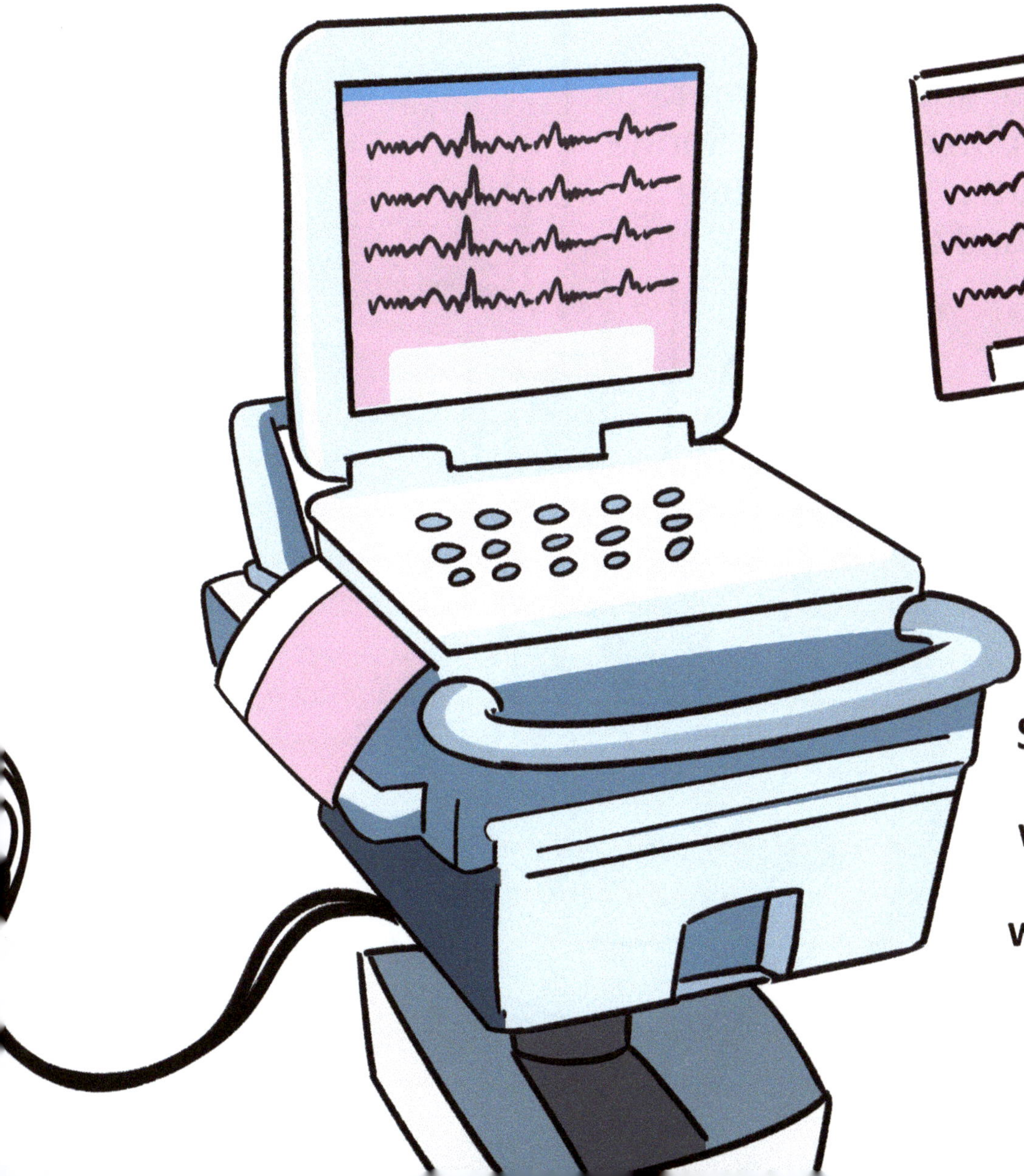

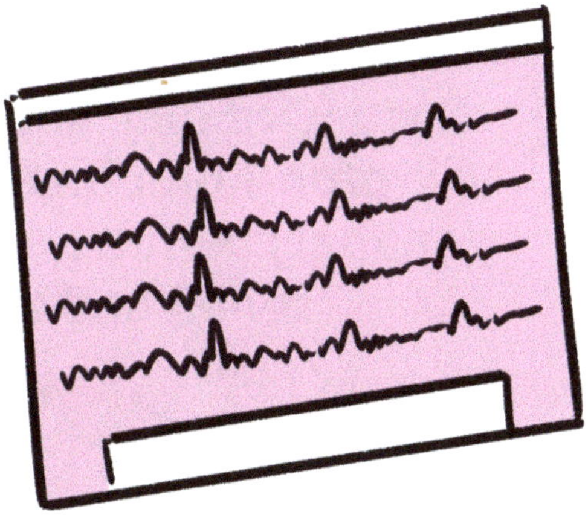

Sobald das EKG geschrieben wurde, werden die Sticker wieder entfernt.

Echocardiogram or Echo

Bei diesem Test wird untersucht, wie stark dein Herzmuskel ist und wie das Blut in und aus dem Herzen gepumpt wird.

Dazu wird eine spezielle Kamera-Mikrofon-Kombination (auch Sonde genannt) benutzt, um dein Herz zu sehen und zu hören.

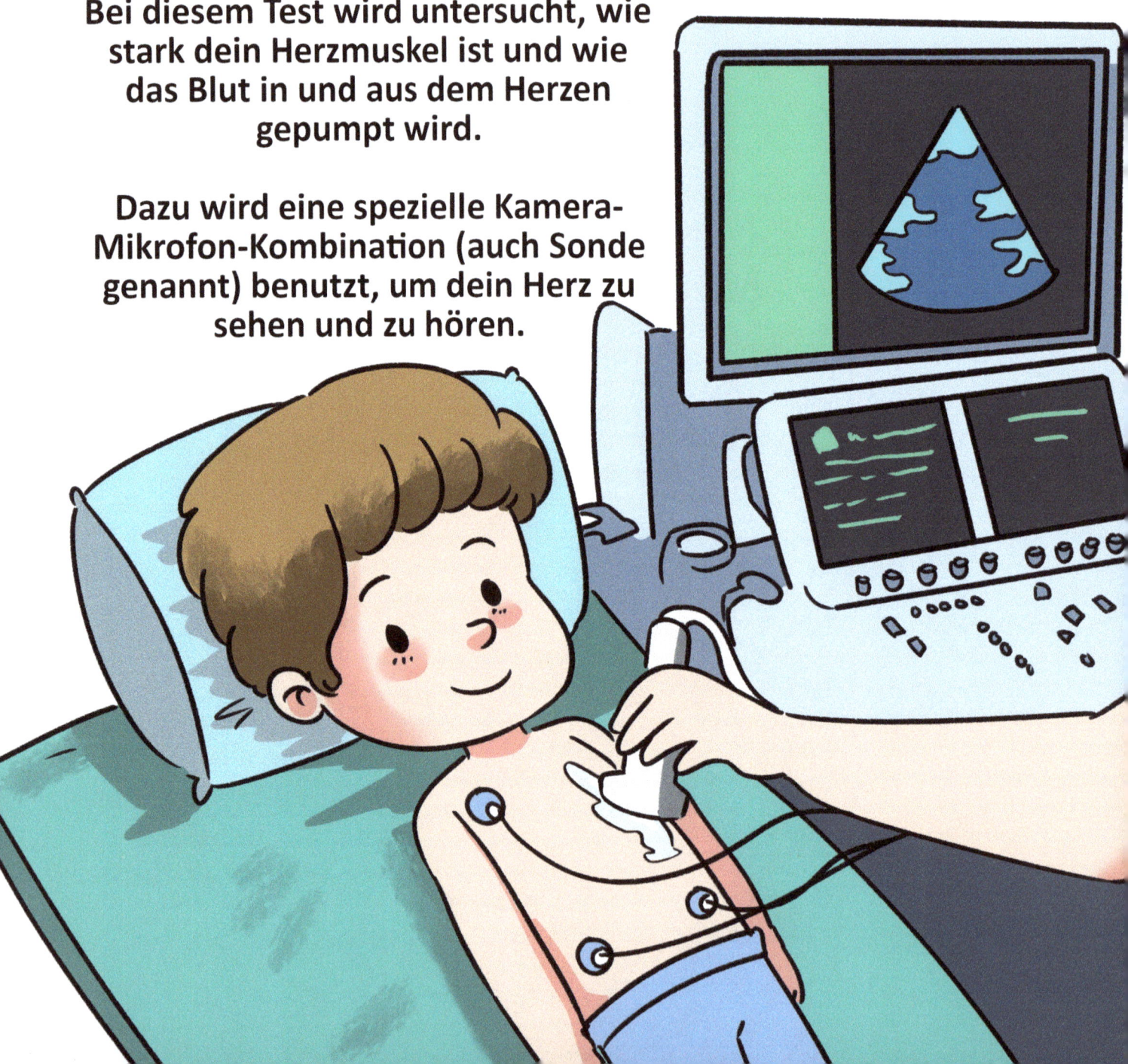

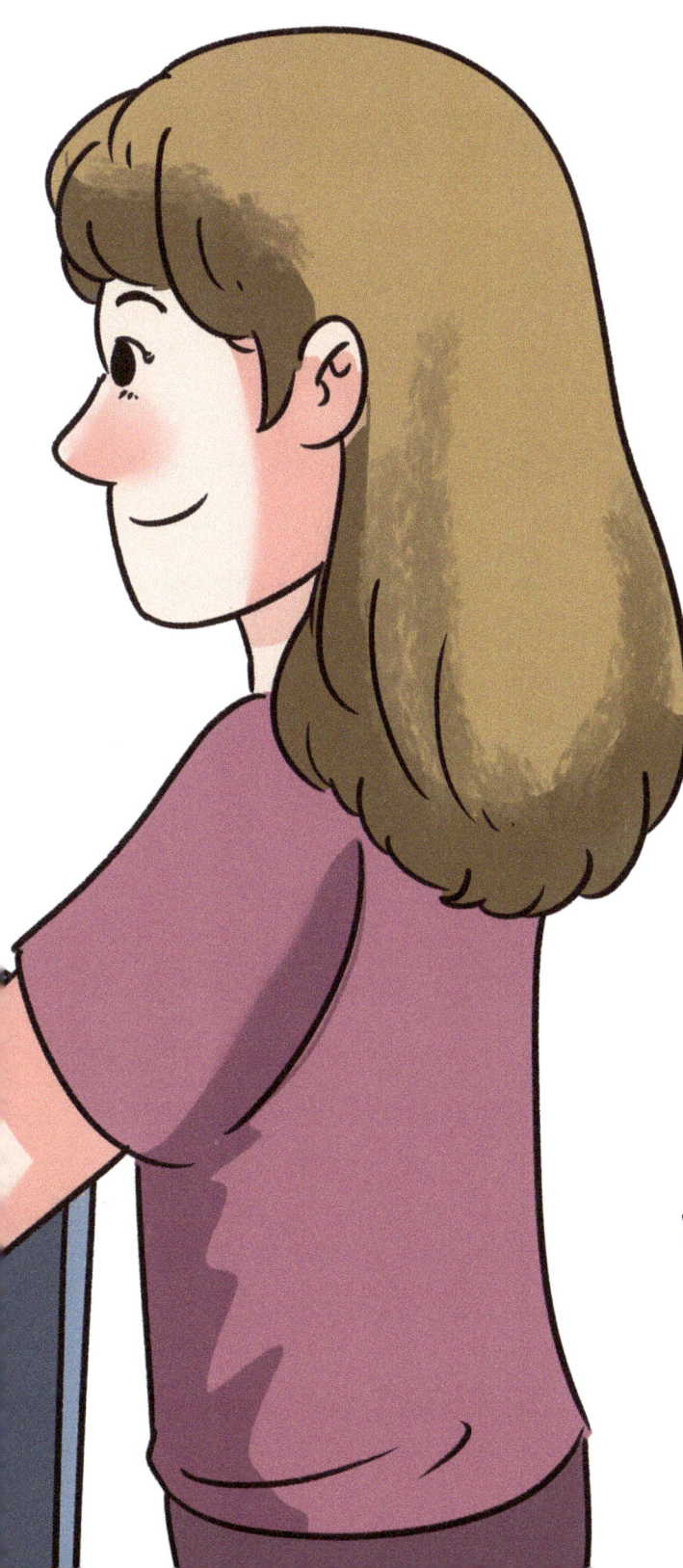

Du bekommst etwas durchsichtiges Gel auf deine Brust. Das Gel hilft dabei, dass die Sonde besser über deine Haut gleitet - über deine Brust, unter deinen Rippen und am Hals.

Du wirst etwas Druck durch die Sonde auf der Haut spüren, aber es tut nicht weh.

Du kannst sehen und oft auch hören, wie schnell dein Herz schlägt.

Cool, oder?

Wenn das Echo fertig ist, wird das Gel wieder von deiner Haut abgewischt.

Röntgenaufnahme vom Brustkorb

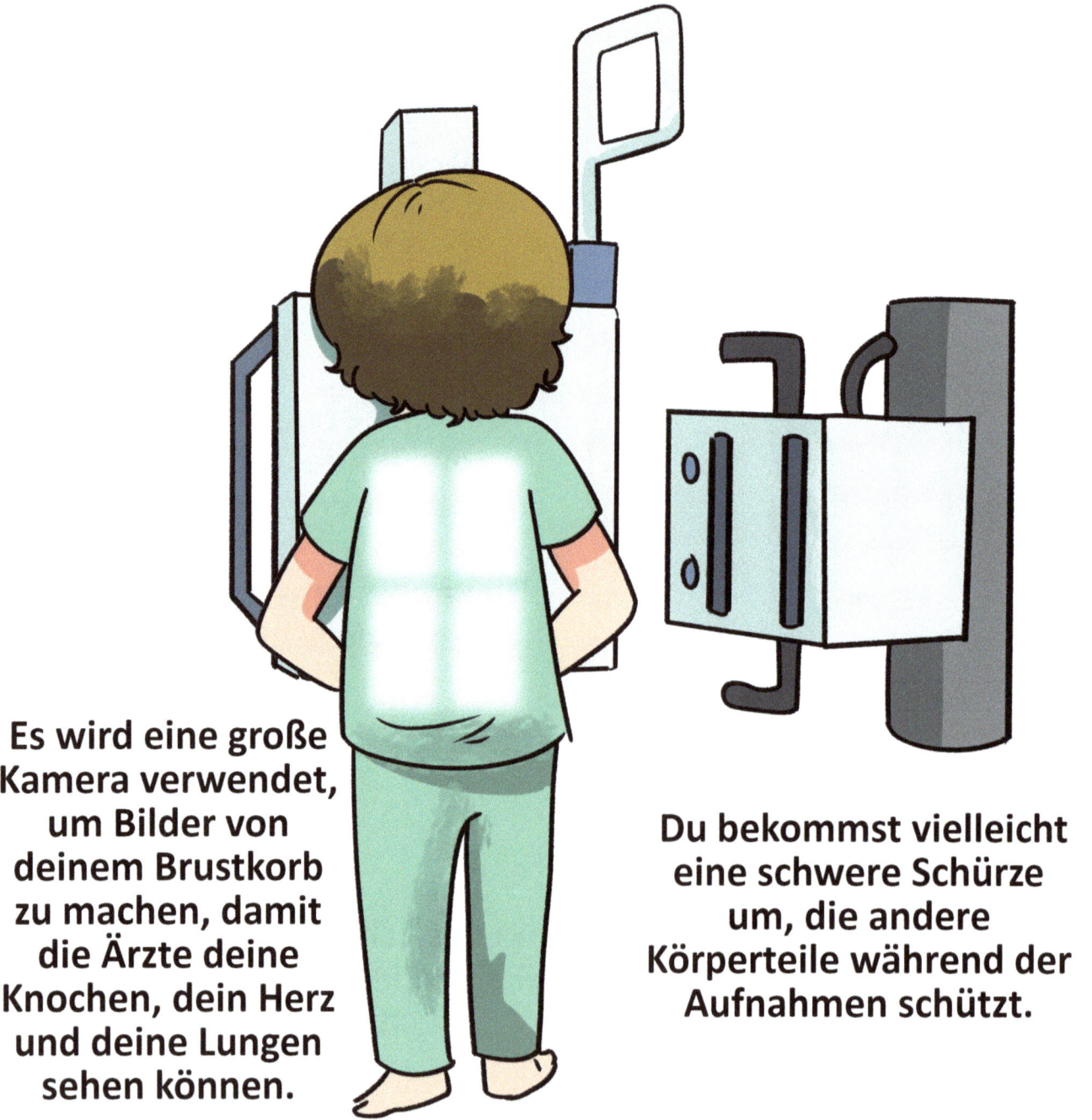

Es wird eine große Kamera verwendet, um Bilder von deinem Brustkorb zu machen, damit die Ärzte deine Knochen, dein Herz und deine Lungen sehen können.

Du bekommst vielleicht eine schwere Schürze um, die andere Körperteile während der Aufnahmen schützt.

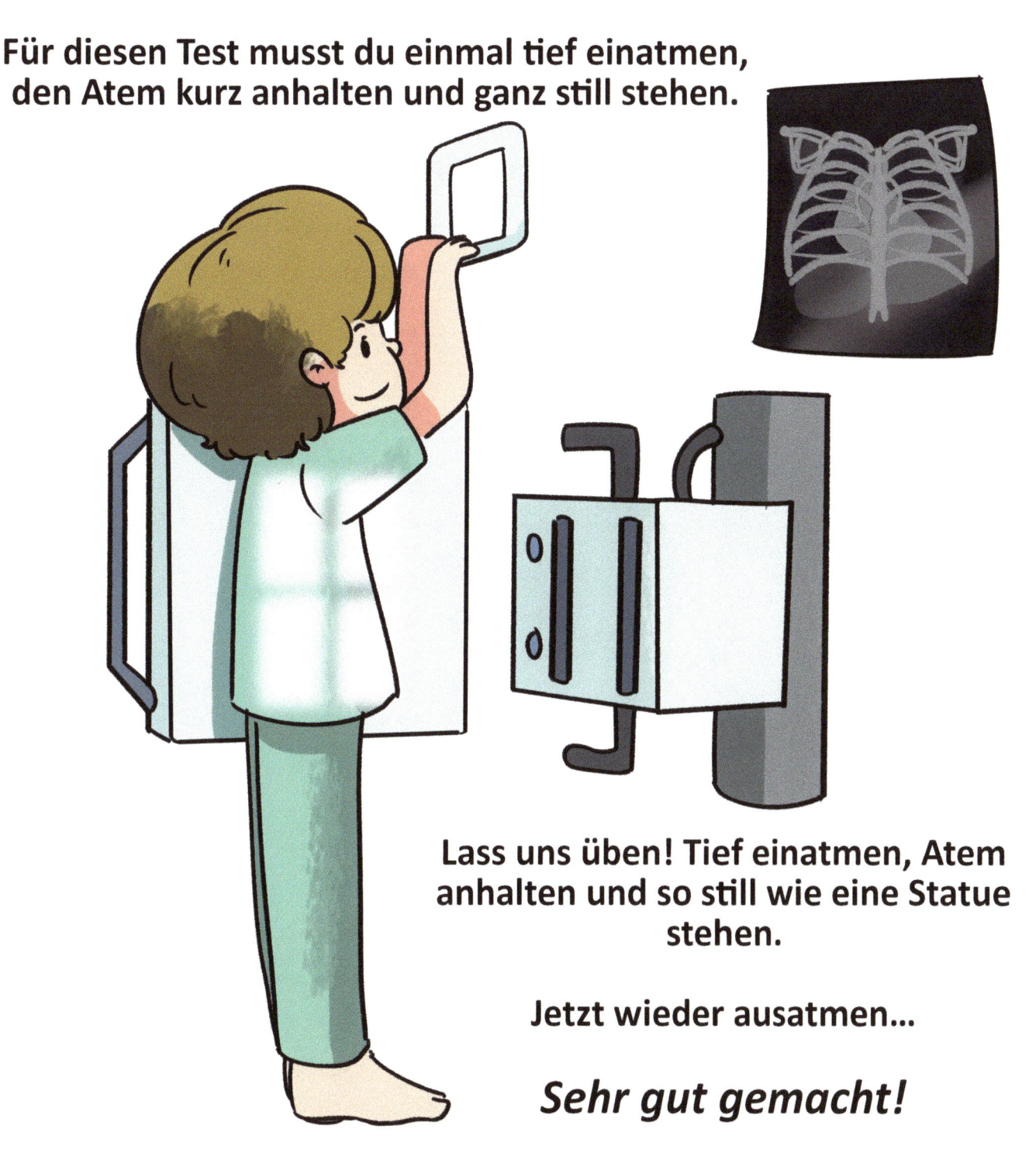

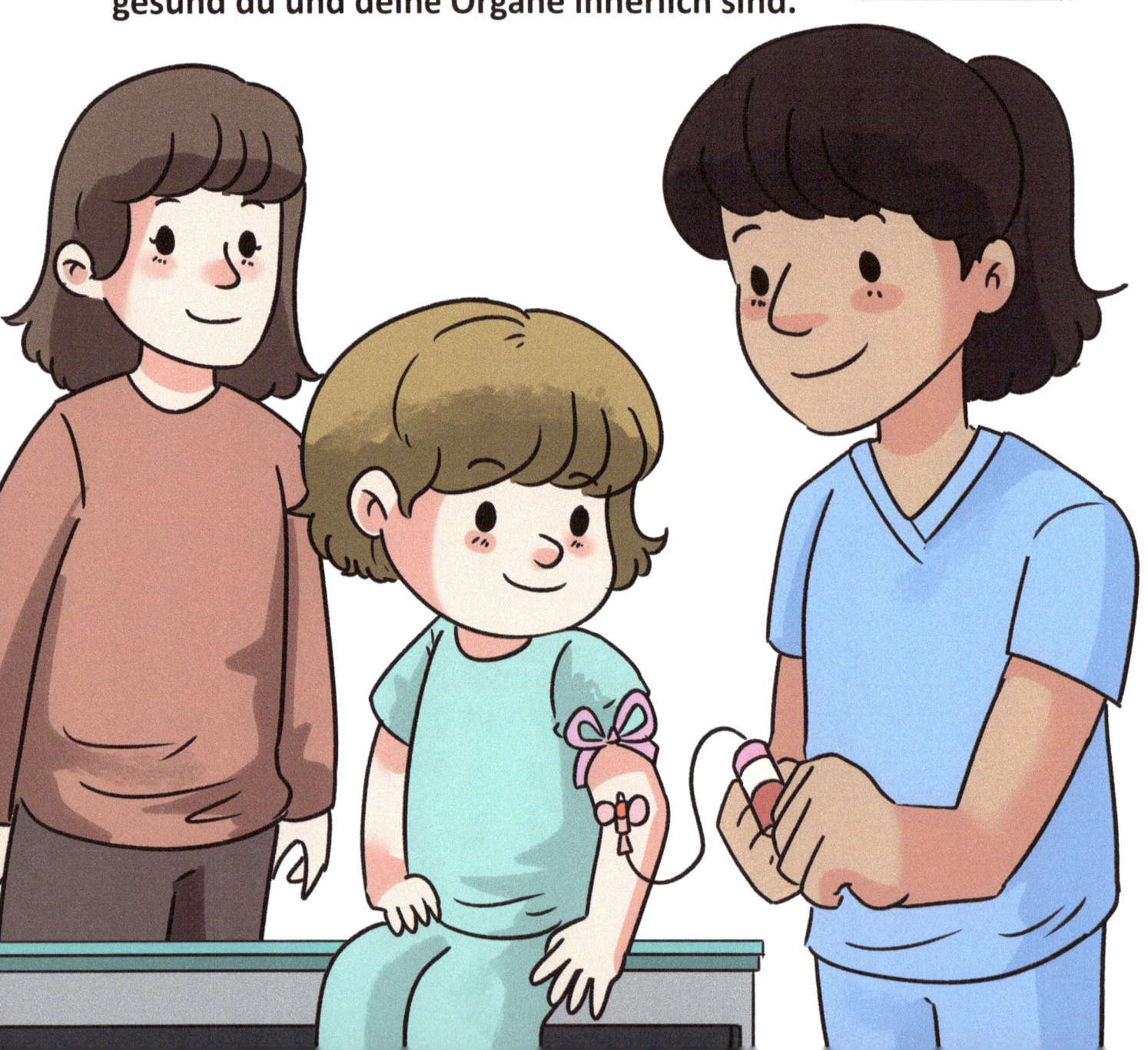

Ein dickes, langes Gummiband oder ein bunter Stoffring wird um deinen Arm gelegt. Danach wird deine Haut gereinigt, bevor eine kleine Nadel sanft unter die Haut in eine Vene geht. Es fühlt sich wie ein kurzer, kleiner Pieks an.

Tipp: Wenn das Band um deinen Arm liegt, kannst du deine Faust ein paar Mal auf öffnen und schließen, damit die Venen größer werden und leichter sichtbar sind.

Lustiger Fakt: Manche Nadeln sehen aus wie kleine Schmetterlinge.

Sie heißen „Butterfly"-Nadeln, haben kleine Flügelchen und haben verschiedene Farben.

Wenn du deine solche Nadel bekommst, kreise die Farbe unten ein.

Rot   Grün   Gelb   Blau   Pink   Orange   Lila

Eine kleine Menge Blut wird in einem Röhrchen eingesammelt. Danach wird die Nadel wieder entfernt und ein Pflaster an der Stelle aufgeklebt.

Was wirst du machen, während dir Blut abgenommen wird?

____ Zuschauen   ____ Dein Lieblingsspielzeug festhalten

____ Wegschauen   ____ Die Hand von Mama oder Papa festhalten

____ Musik hören   ____ Ein kurzes Video anschauen

Das ist nicht leicht, aber du bist mutig und machst das super!

Du und deine Eltern oder Begleitperson habt vielleicht einen weiteren Termin mit einem Narkosearzt (Anästhesist) vor deinem OP-Tag.

Während dieses Termins bekommst du Infos darüber, wie du dich auf deine OP vorbereiten kannst.

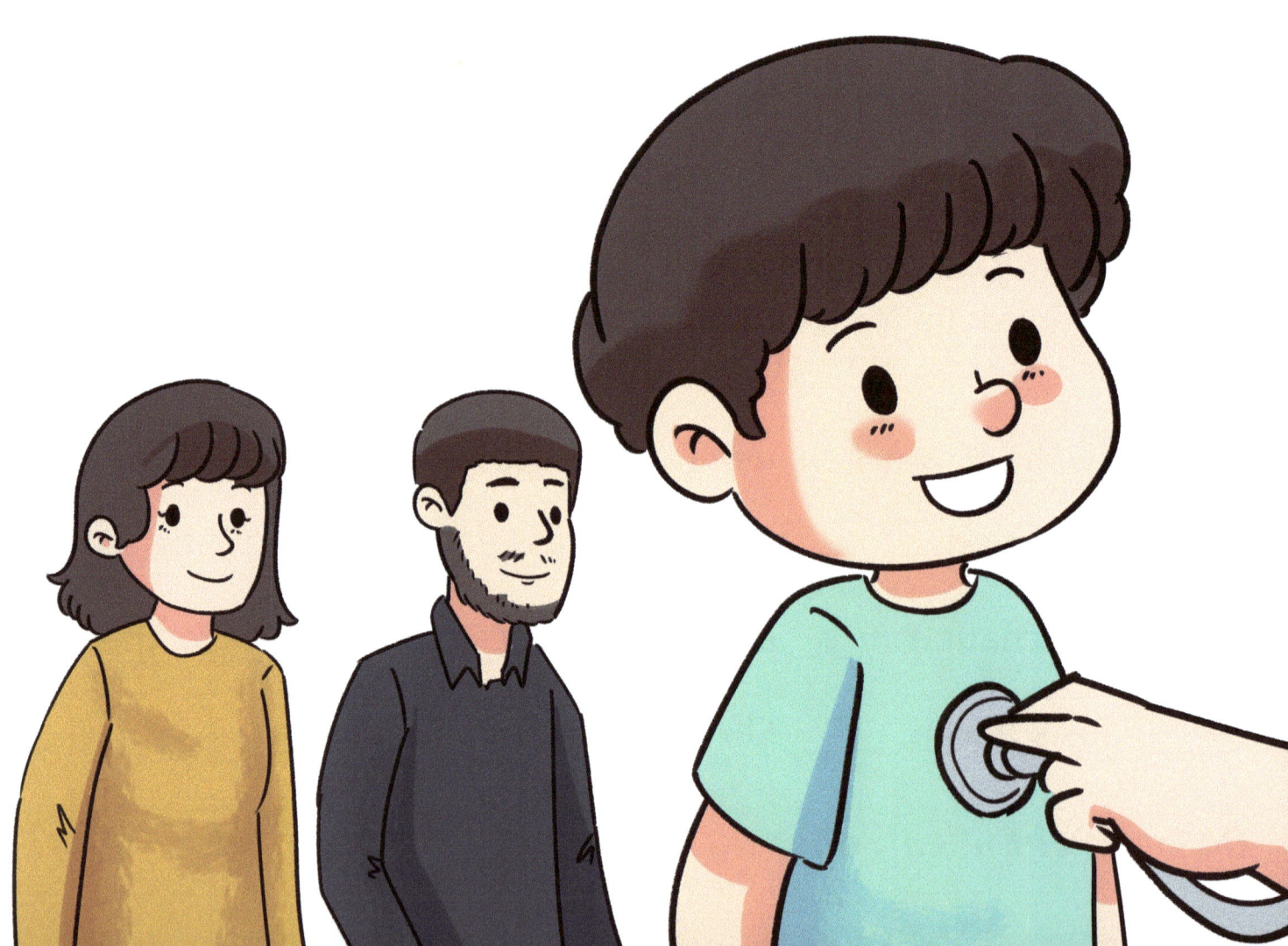

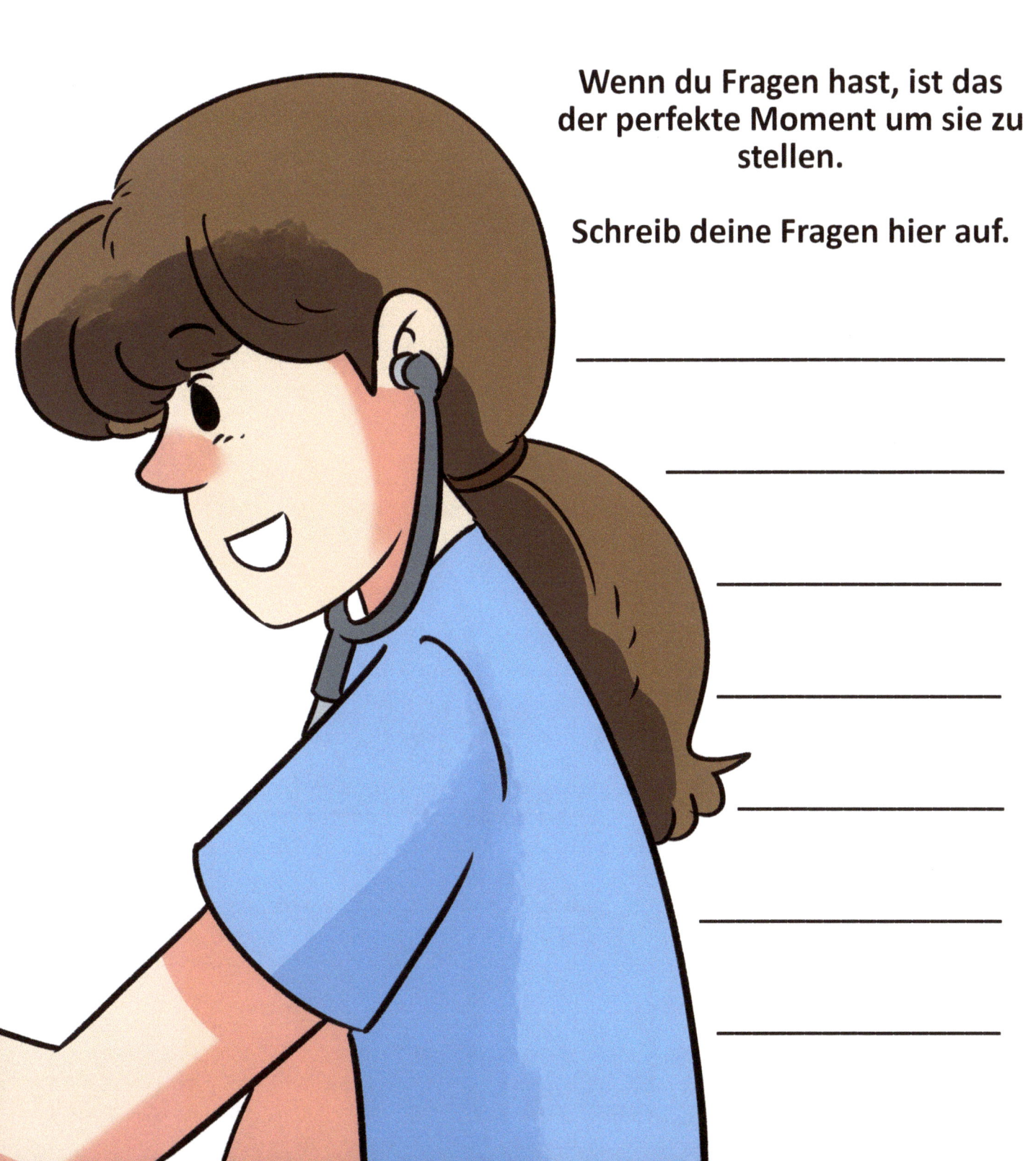

Wenn du Fragen hast, ist das der perfekte Moment um sie zu stellen.

Schreib deine Fragen hier auf.

_____

_____

_____

_____

_____

_____

_____

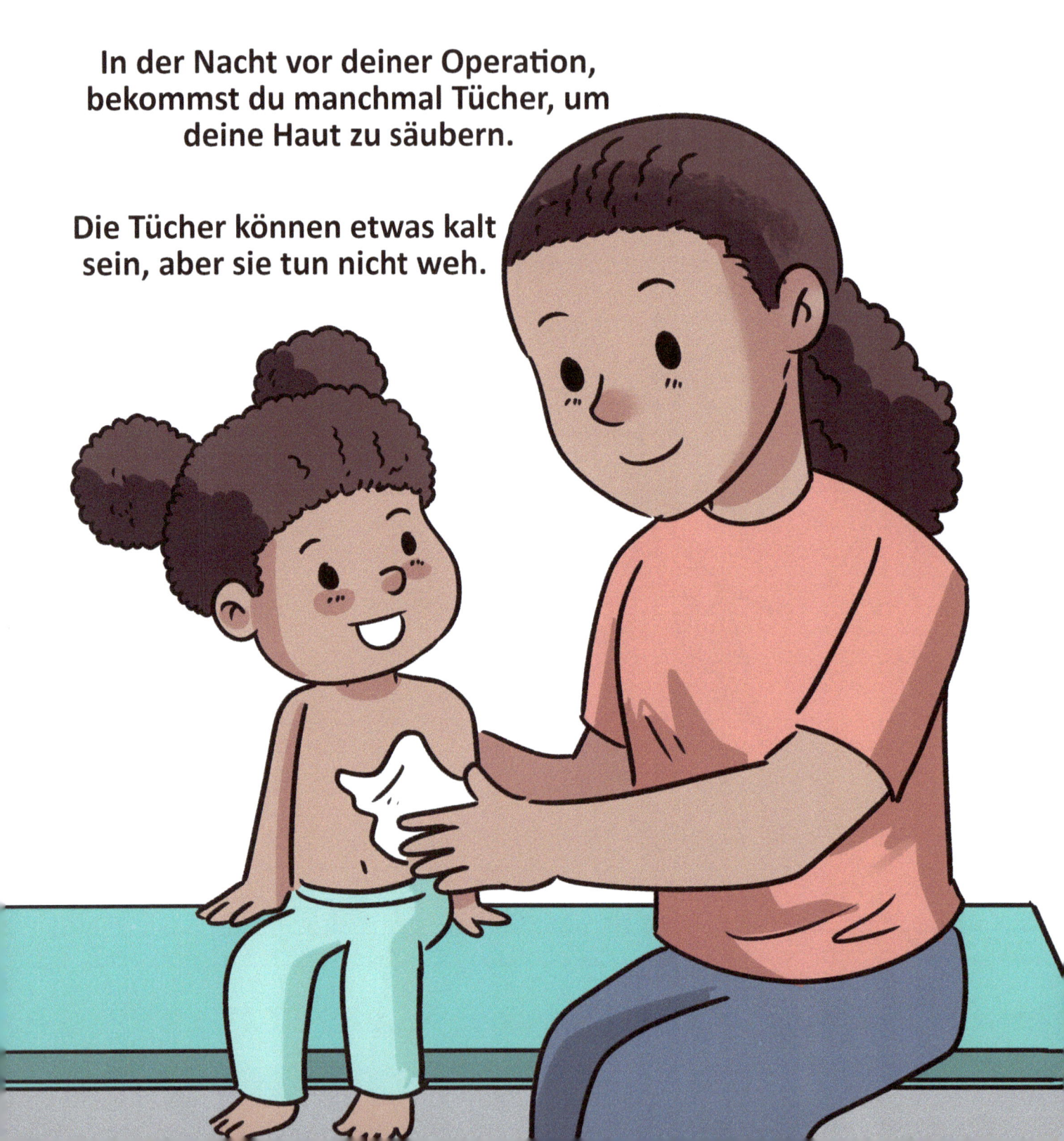

Du darfst deine Lieblingsdecke, dein Lieblingsspielzeug oder ein Buch mitbringen zur Operation.

Was möchtest du mitnehmen?

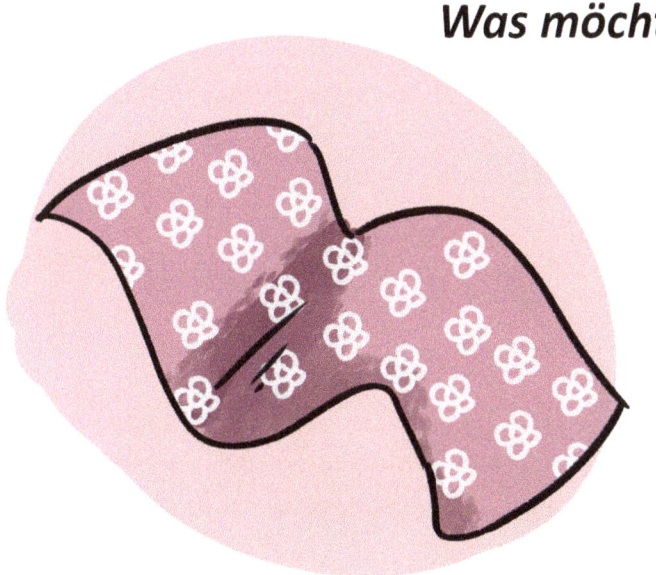

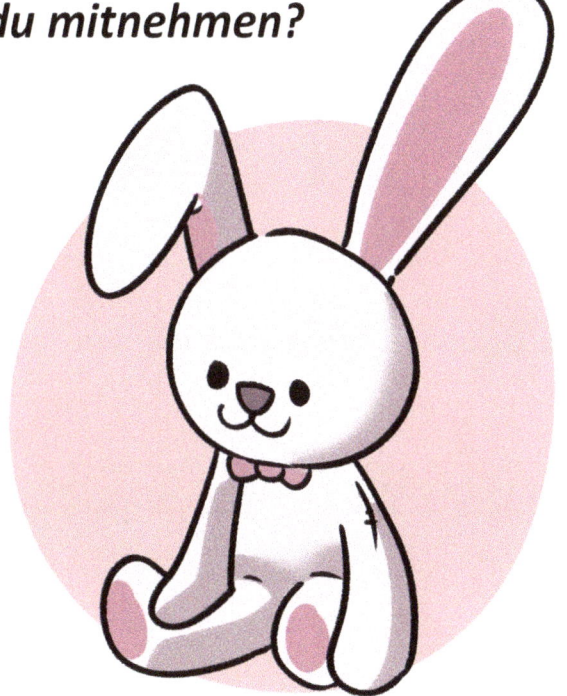

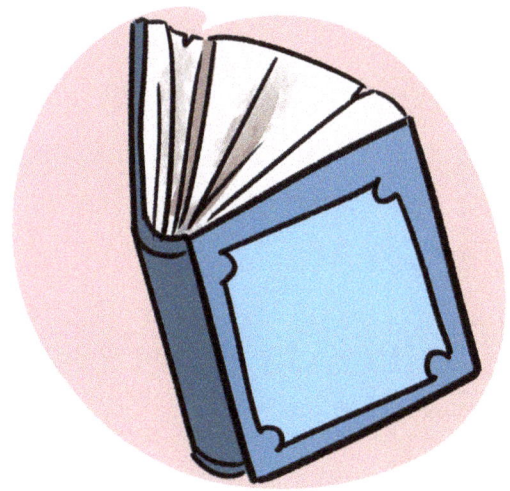

Kreise deine Antwort ein.

Decke   Spielzeug

Buch

Andere:_____

Am Morgen deiner Operation gehst du mit leerem Magen ins Krankenhaus. So kann sich dein Bauch ausruhen und ein Körper weiß, dass er sich auf die OP vorbereitet.

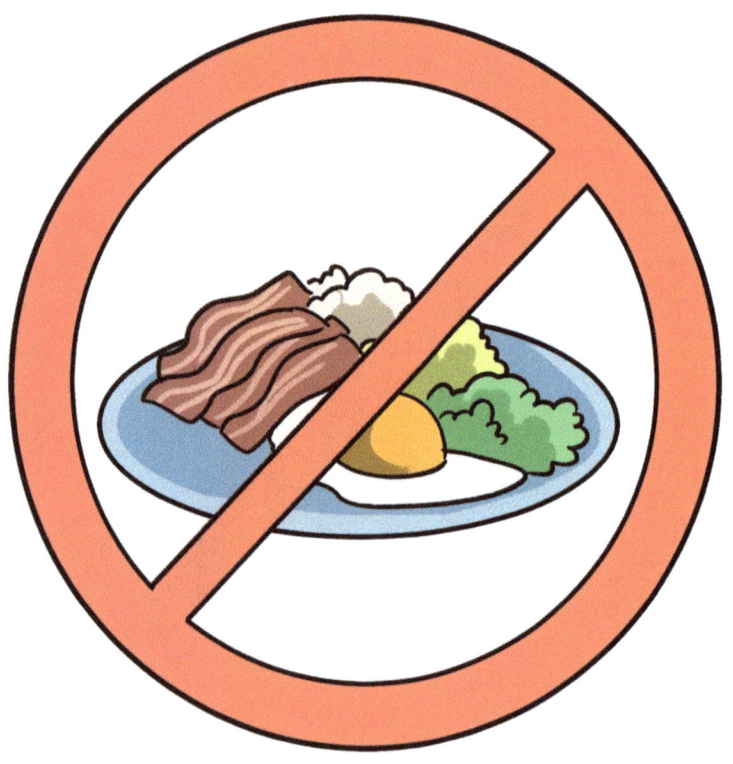

Während du im Operationssaal schläfst, werden deine Ärzte dein Herz vorsichtig und sorgfältig wieder reparieren.

Deine Operation findet statt, während du im Land der Träume bist. Du wirst nichts davon spüren!

Deine Ärzte und Pflegekräfte sorgen dafür, dass du sicher bist und bequem liegst.

Worüber möchtest du während der Operation träumen?

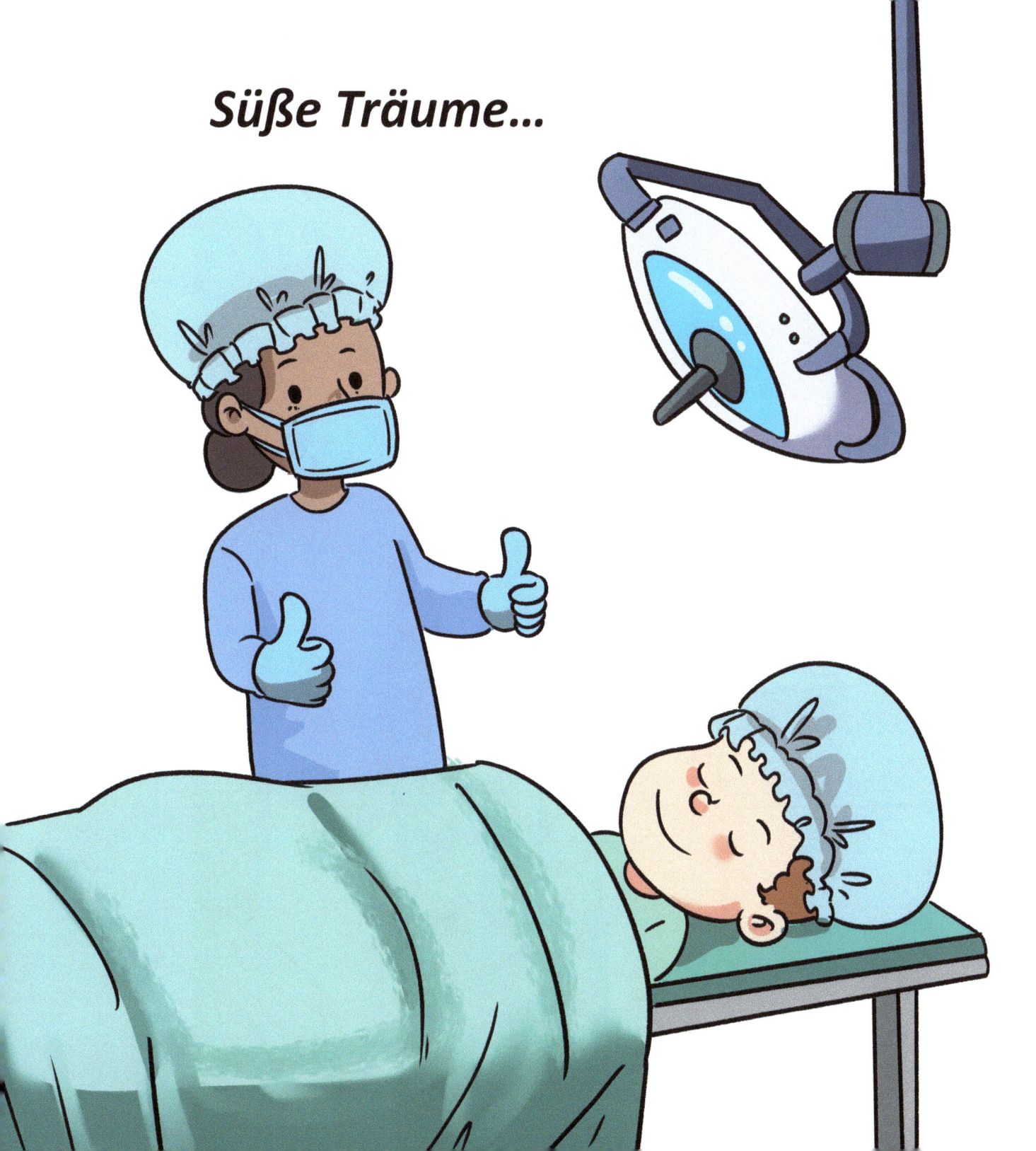

Nach der Operation bleibst du auf der Intensivstation. Deine Eltern oder Begleitperson dürfen aber bei dir bleiben.

Wenn du aufwachst, wirst du dich vermutlich unwohl, etwas wund, schlapp und müde fühlen.

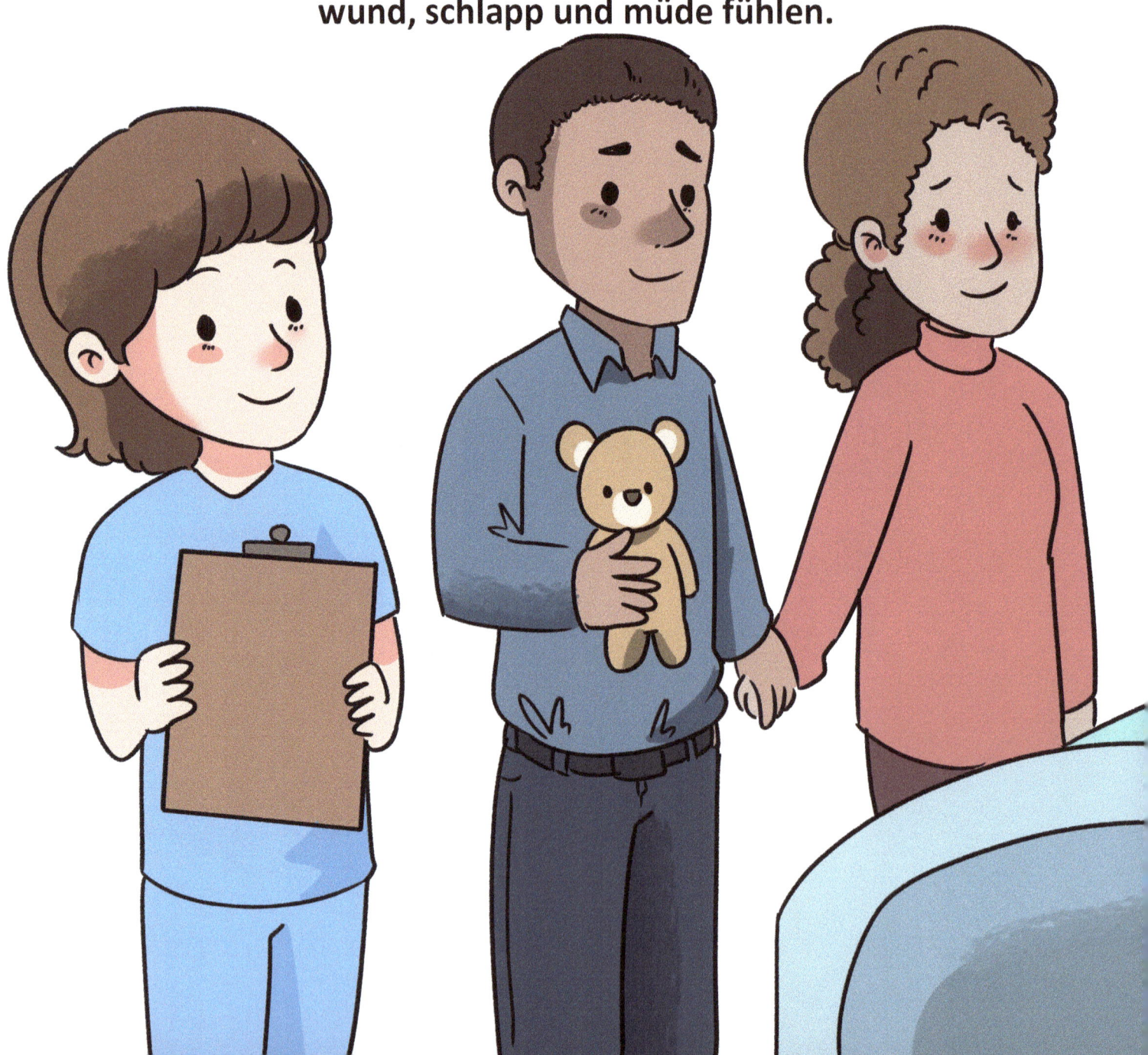

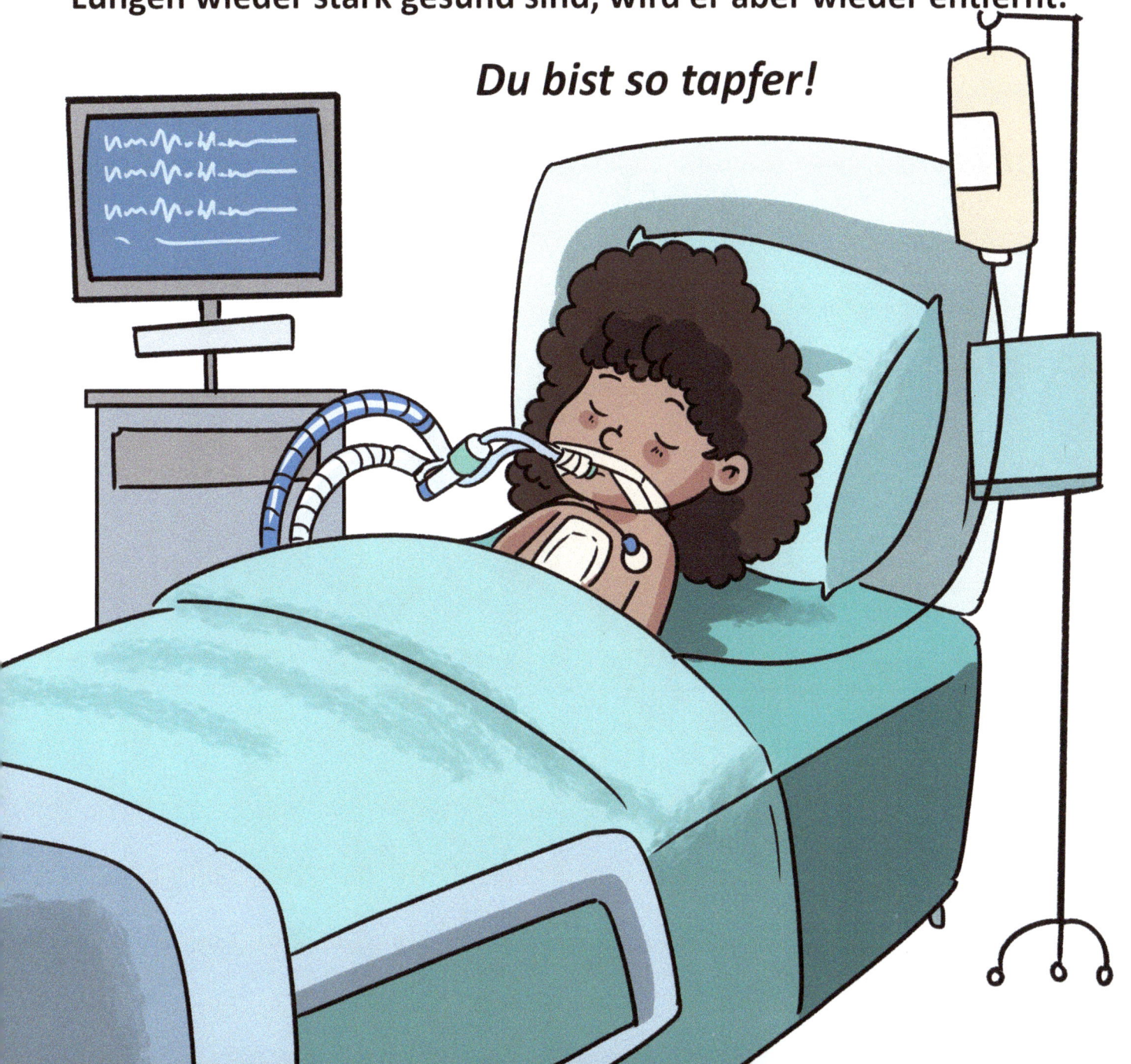

Außerdem werden kleine Plastikschläuche, spezielle intravenöse Katheter, in deinen Händen, am Arm oder am Hals sein. Diese wurden auch angelegt, als du geschlafen hast.

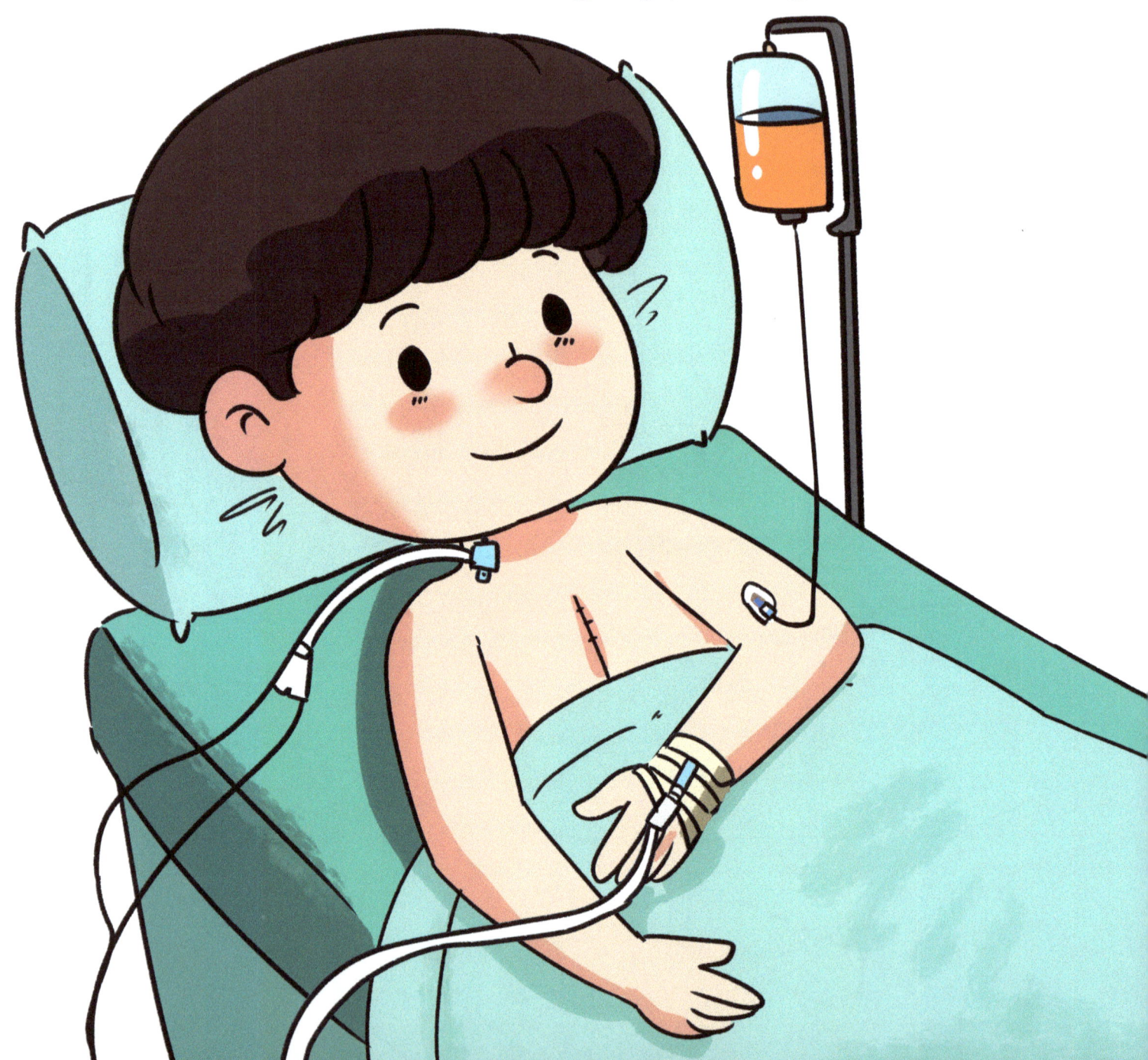

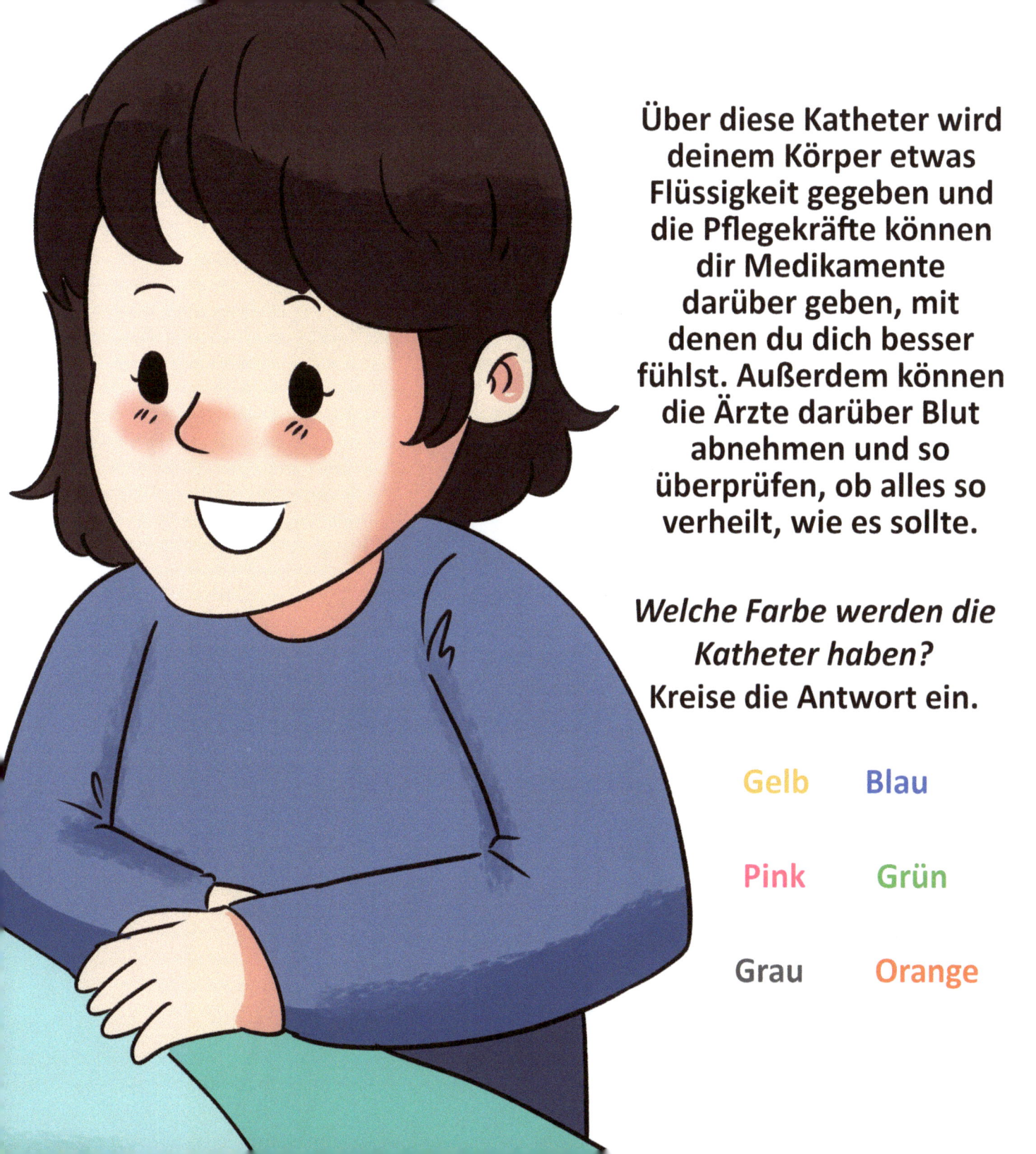

Über diese Katheter wird deinem Körper etwas Flüssigkeit gegeben und die Pflegekräfte können dir Medikamente darüber geben, mit denen du dich besser fühlst. Außerdem können die Ärzte darüber Blut abnehmen und so überprüfen, ob alles so verheilt, wie es sollte.

Welche Farbe werden die Katheter haben?
Kreise die Antwort ein.

Gelb   Blau

Pink   Grün

Grau   Orange

Manchmal wird ein kleiner, flexibler Schlauch über die Nase gelegt, um Flüssigkeit oder Luft aus dem Magen abzulassen und dir so zu helfen, dass du dich besser fühlst.

Über den gleichen Schlauch kann auch Flüssigkeit oder spezielle Nahrung gegeben werden, bevor du wieder selber essen kannst.

Der Schlauch wurde ebenfalls gelegt, während du geschlafen hast.

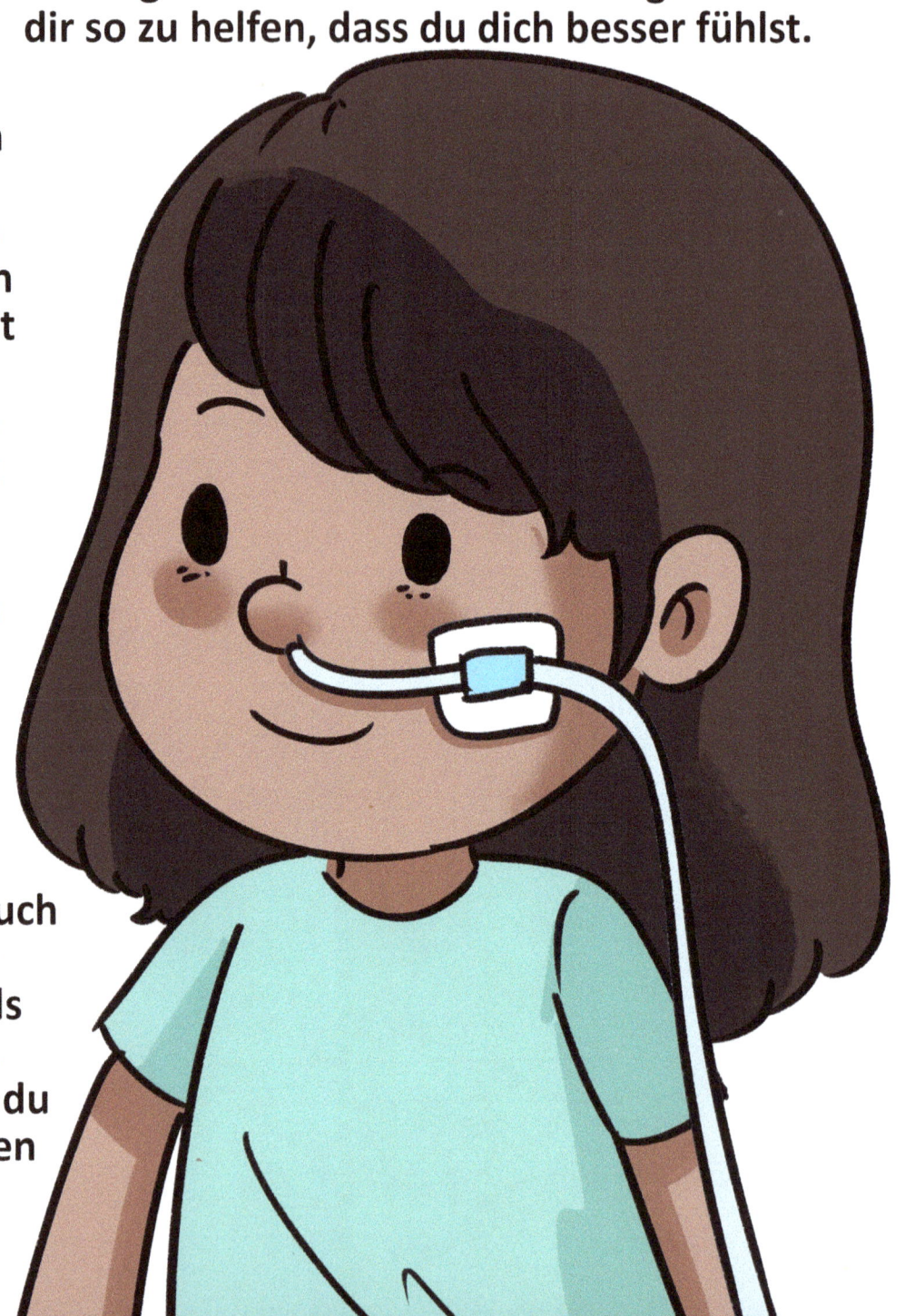

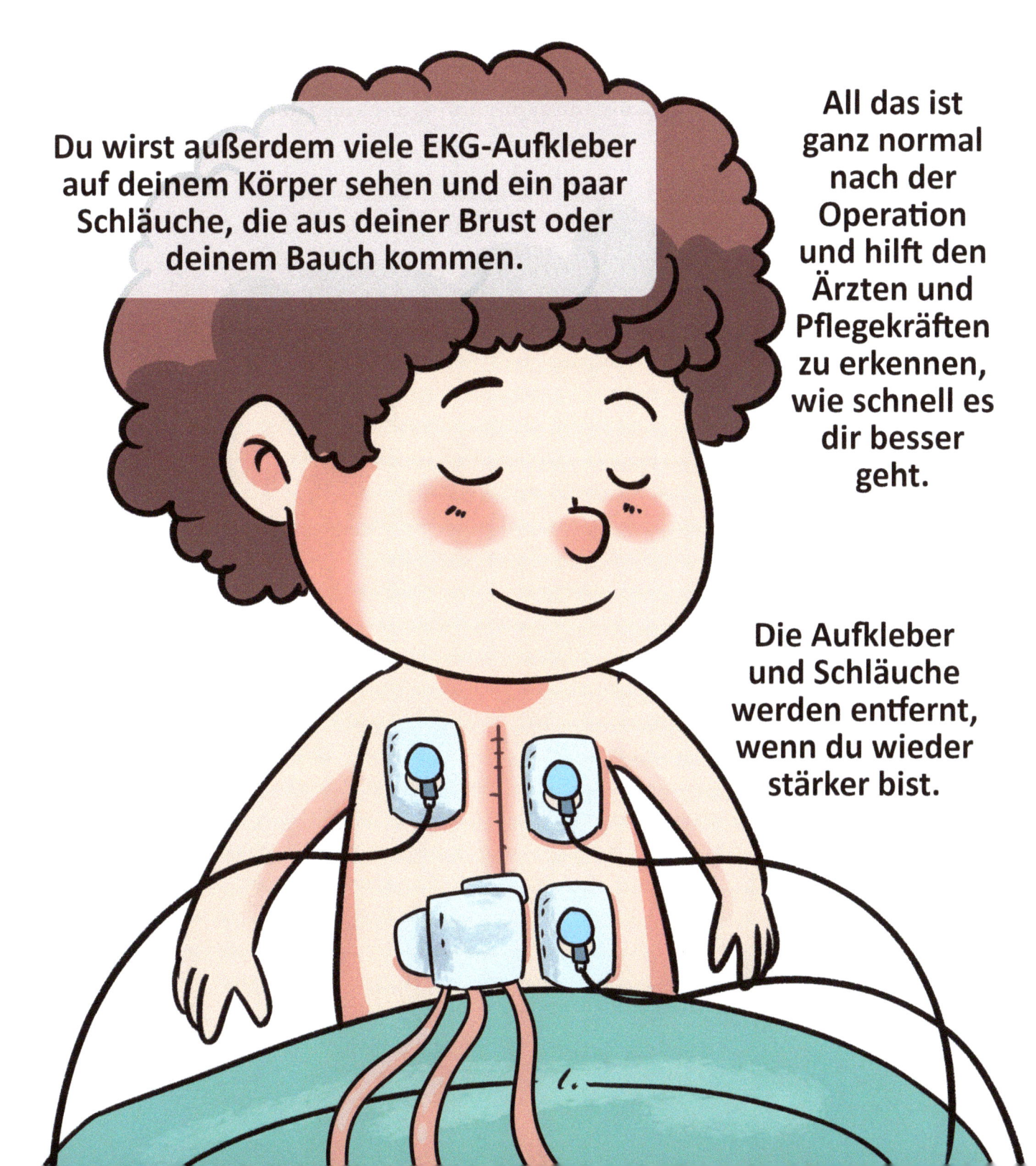

Während deiner Genesungszeit werden Röntgenbilder von deinem Brustkorb gemacht, um sicherzugehen, dass dein Herz gut verheilt.

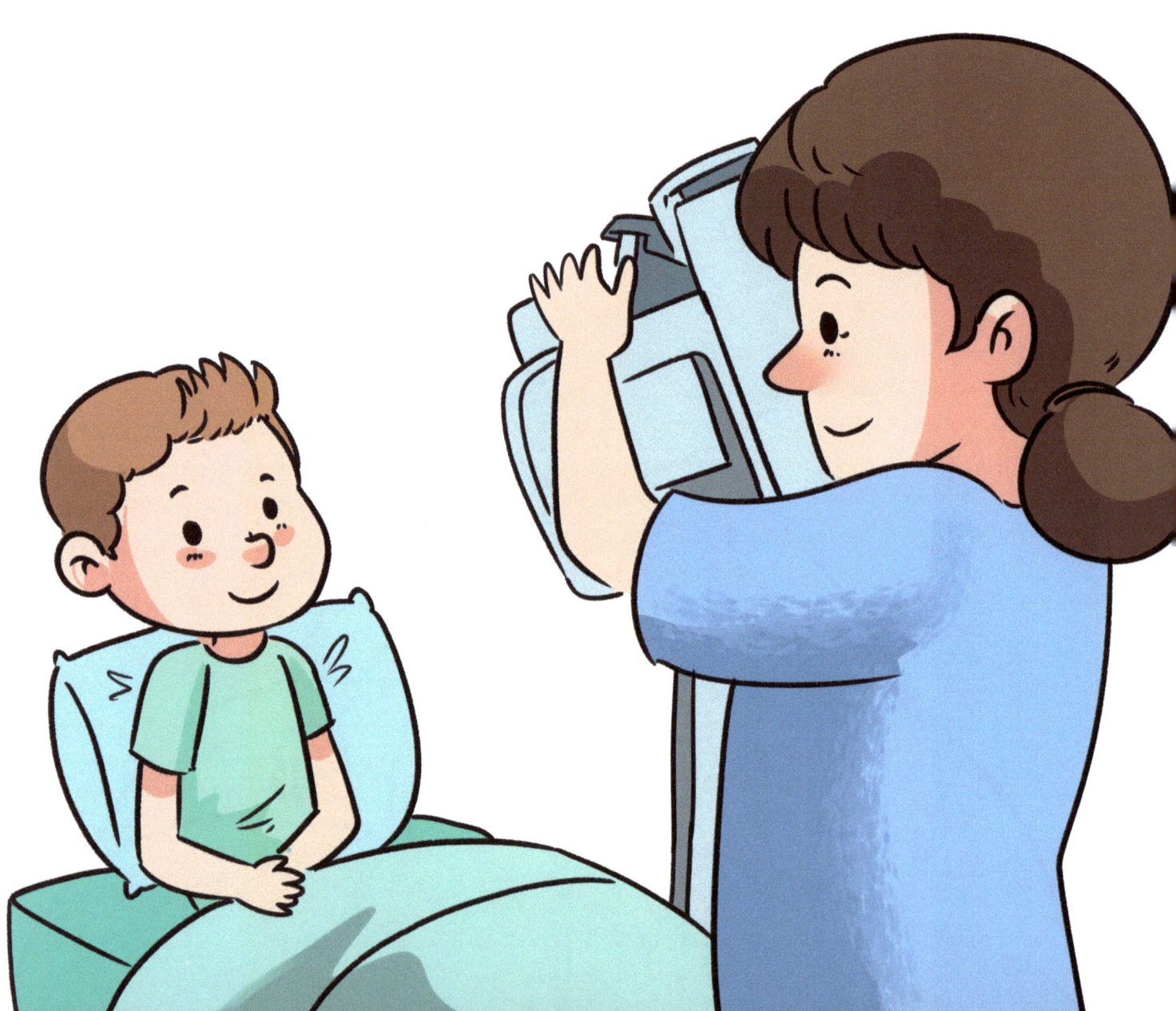

Deine Brust und dein Rücken werden sich möglicherweise wund und schmerzhaft anfühlen. Drücke dein liebstes, weiches, glattes Kuscheltier oder ein Kissen ganz fest an dich, wenn du husten oder niesen musst. Dadurch hast du weniger Brustschmerzen dabei.

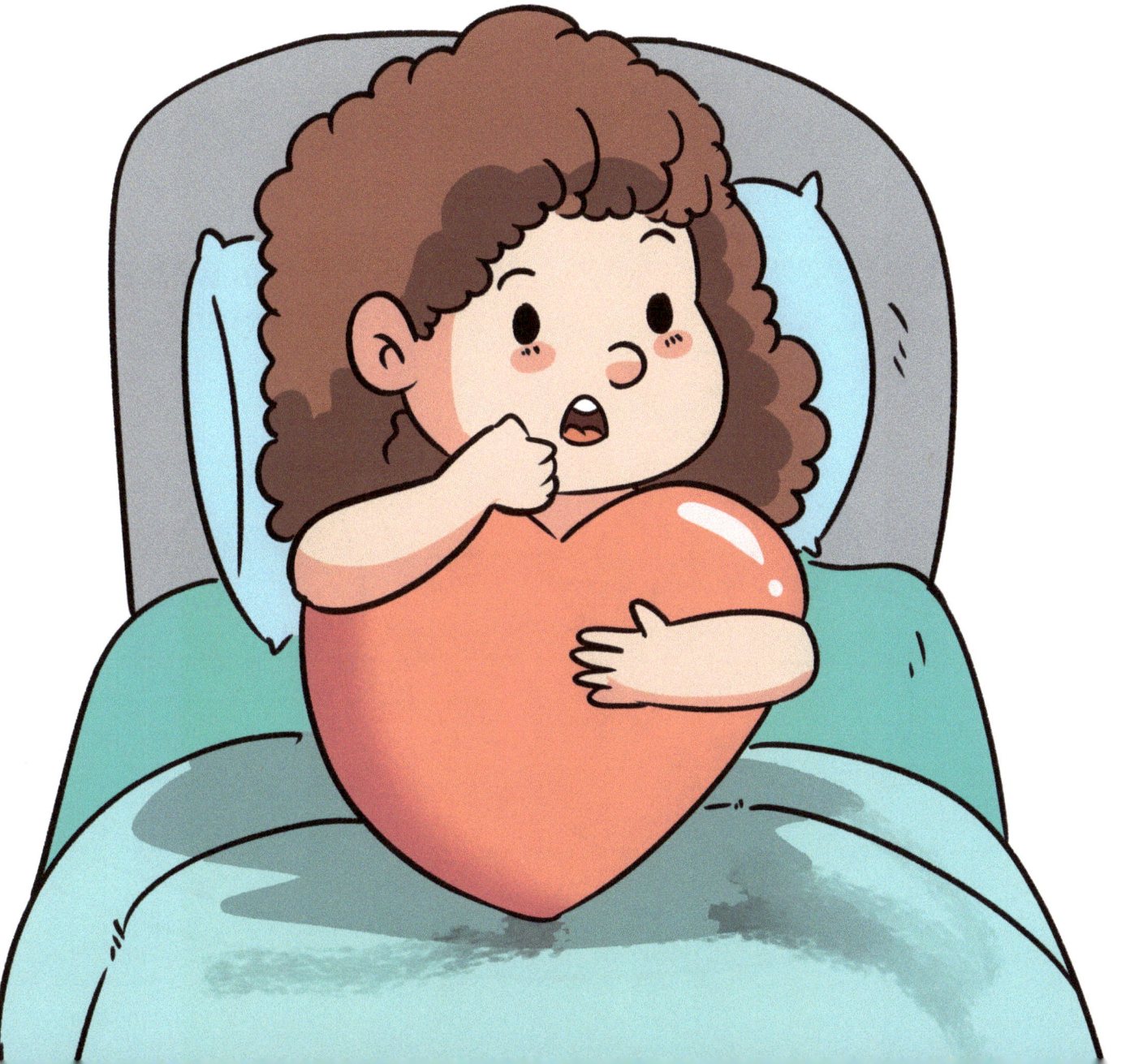

Du wirst noch eine Zeit lang im Krankenhaus bleiben, bis du dich besser und kräftiger fühlst.

Was möchtest du während dieser Zeit tun?

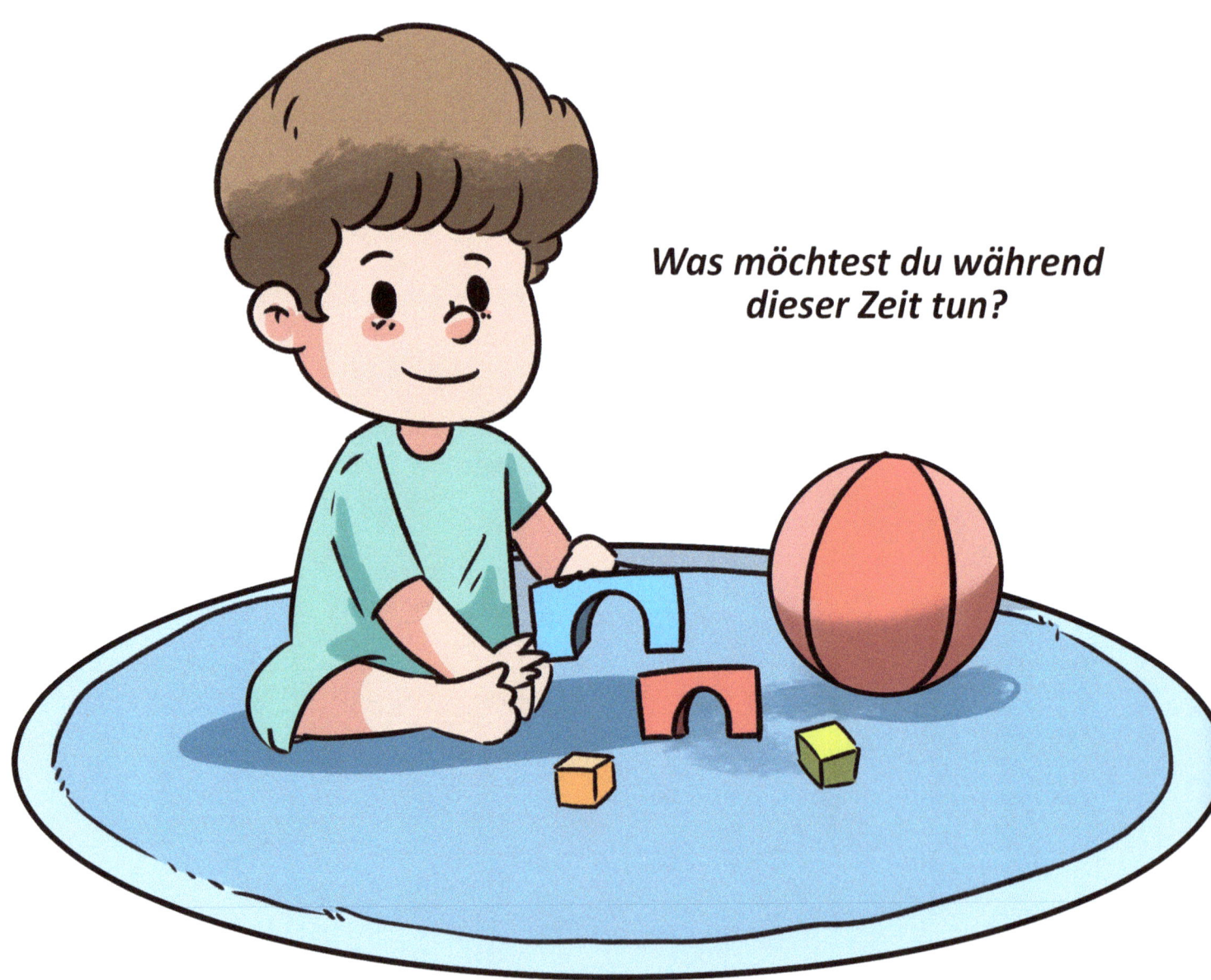

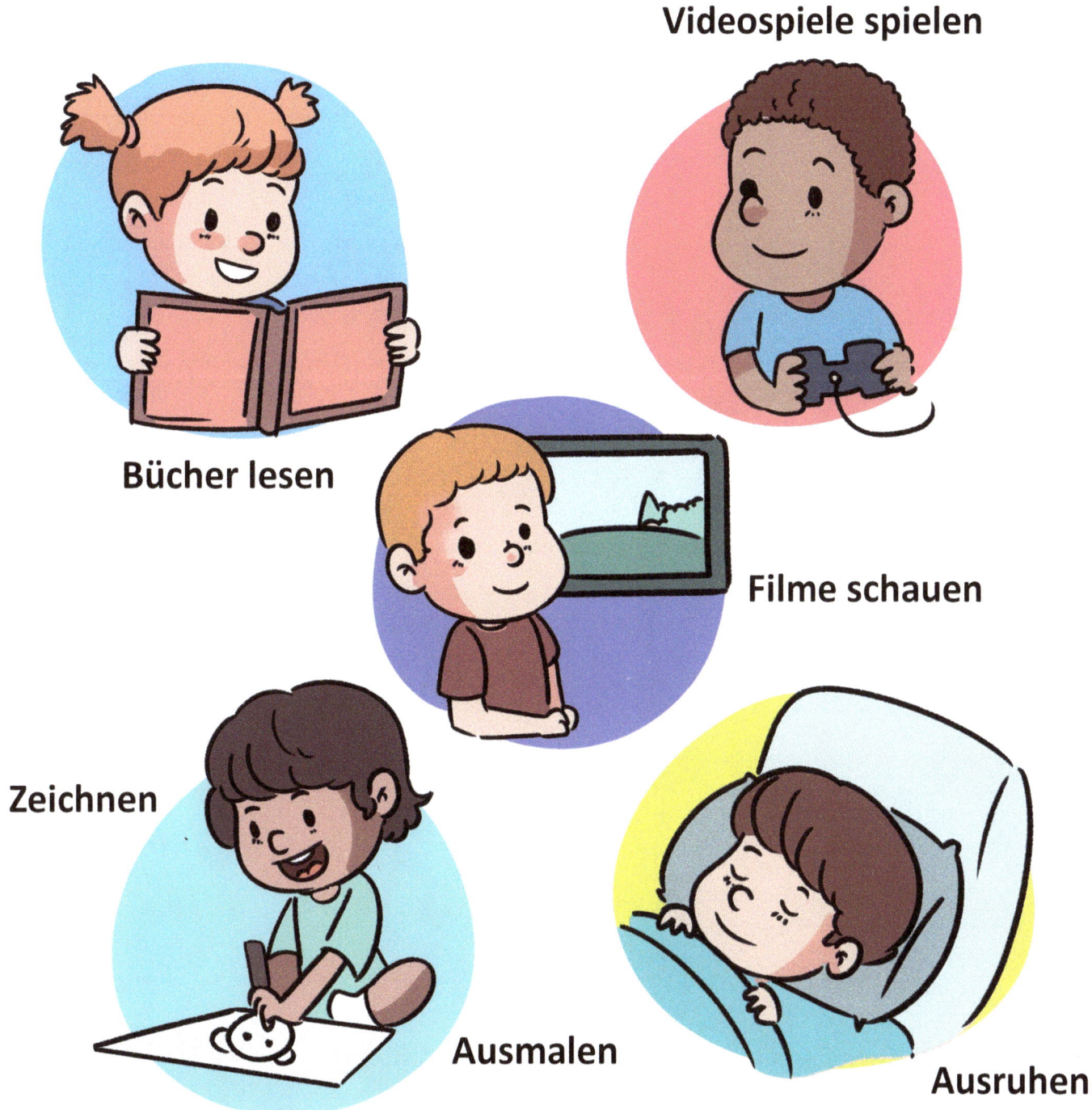

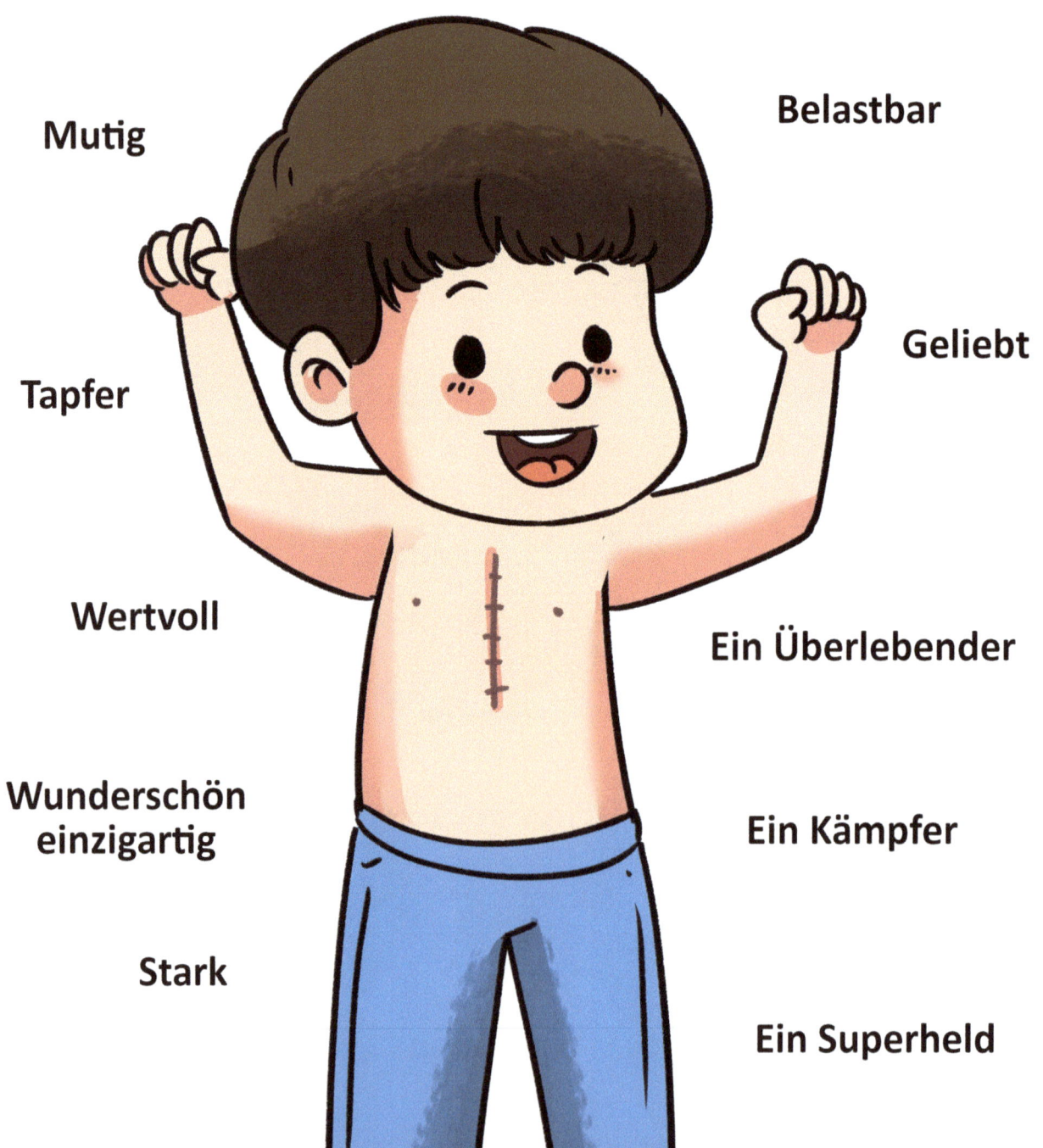

Du hast keine Angst dich Herausforderungen zu stellen.
Dein Leben ist kostbar und wunderschön.
Deine Narbe erinnert sich daran, dass beste aus deinem Leben zu machen.

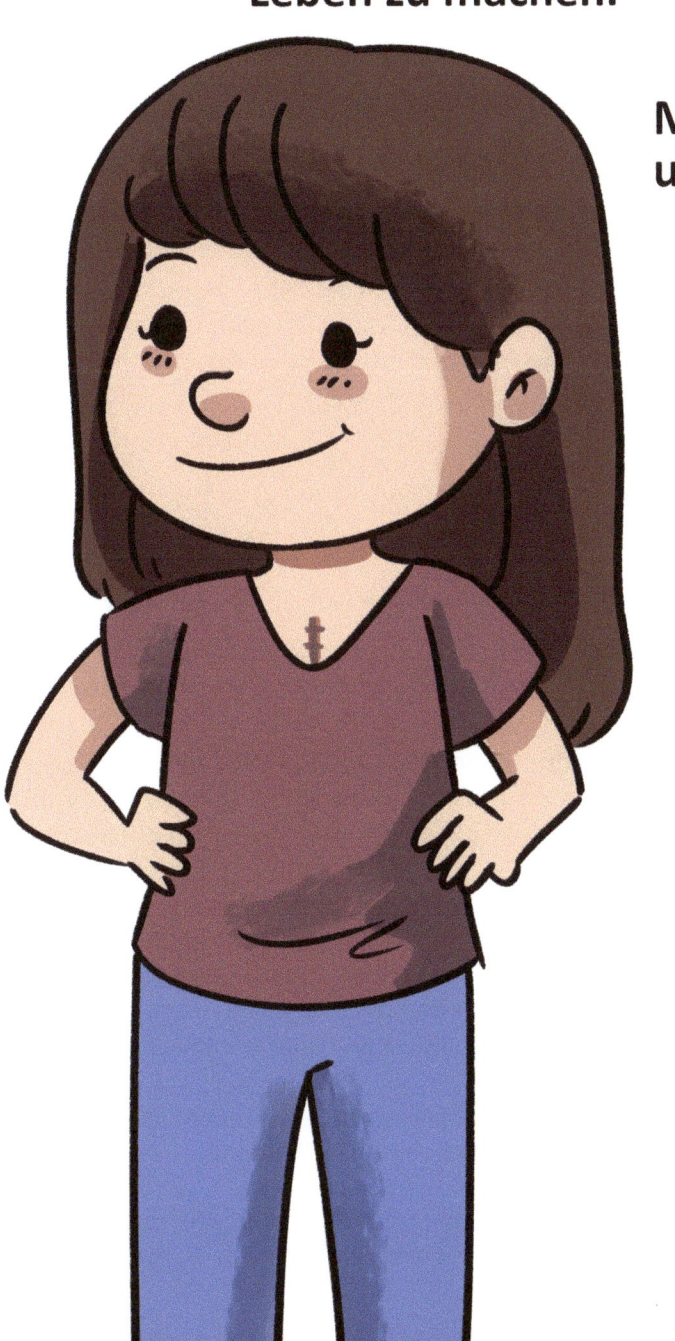

Mit deinem stärkeren und wieder gesunden Herzen wirst du Großartiges vollbringen.

Wie möchtest du deine überstandene Operation feiern?

Gute Besserung!

Hinweise für Eltern und Erziehungsberechtigte

- Das Legen eines intravenösen Zugangs erfolgt bei kleinen Kindern in der Regel erst, nachdem dein Kind im Operationssaal eingeschlafen ist.

- Wenn dein Kind eine Blutuntersuchung machen muss, hilf ihm dabei, am Vortag möglichst genug zu trinken, damit der Ablauf einfacher und schneller funktioniert. Falls dein Kind empfindlich auf Flüssigkeiten reagiert oder bestimmte Herz-, Lungen-, oder Nierenerkrankungen hat, besprich diesen Plan vorher mit dem behandelnden Arzt.

- Anweisungen/Einschränkungen nach der Operation:
Der Kinderarzt oder Chirurg sollte genaue Anweisungen geben zu (1) den Aktivitäten, die dein Kind in der Erholungsphase ausführen darf oder vermeiden sollte, (2) der Dauer dieser Einschränkungen und (3) den Nachsorgeuntersuchungen. Zudem sollten (4) Hinweise dazu gegeben werden, auf was zuhause geachtet werden muss und wann es zwingend notwendig ist, das Kind wieder ins Krankenhaus zu bringen. Sollte dies bis zur Entlassung nicht erfolgt sein, erinnere den Arzt bitte freundlich daran und stelle sicher, dass die Anweisungen eingehalten werden.

Haftungsausschluss

Es sollte beachtet werden, dass die Illustrationen nicht immer maßstabsgetreu sind.

Dieses Buch wurde zu Informations-, Bildungs- und persönlichen Entwicklungszwecken verfasst und sollte nicht als Ersatz für medizinischen Rat verwendet werden.

Bei Fragen oder Problemen zur medizinischen Versorgung sollte der zuständige Arzt des Kindes kontaktiert werden. Es kann keine Garantie dafür ausgesprochen werden, dass die Erlebnisse des Kindes im Krankenhaus den beschriebenen Situationen entsprechen werden.

Die Autorin und der Verlag sind weder direkt noch indirekt verantwortlich für etwaige Schäden, finanzielle Verluste oder sonstige Probleme, die aufgrund der Informationen in diesem Buch entstehen. Durch das Lesen dieses Buches erklären sich die Leser damit einverstanden, die Autorin und den Verlag nicht für Schäden, die durch Fehler, Ungenauigkeiten oder Auslassen von Informationen in diesem Buch entstehen könnten, verantwortlich zu machen.

Es sollte beachtet werden, dass die Erfahrung des Kindes im Krankenhaus stark abhängig von örtlichen Begebenheiten, der Einrichtung, einer etwaigen Notfallsituation und auch dem zuständigen medizinischen Team abhängt.
Daher sollte dieses Buch immer in Verbindung mit Empfehlung der zuständigen (Kinder-)Ärzte verwendet werden. Vielen Dank.

Hat dieses Buch deinem Kind bei der Operation geholfen?
Wenn ja, würde ich mich sehr freuen darüber zu hören!

www.amazon.com/gp/product-review/B0F9WB7RFD

Weitere Bücher können hier gefunden werden:

www.fzwbooks.com

Kontakt mit der Autorin

E-Mail: books@fzwbooks.com
facebook/instagram: @FZWbooks

Bücher von der Autorin

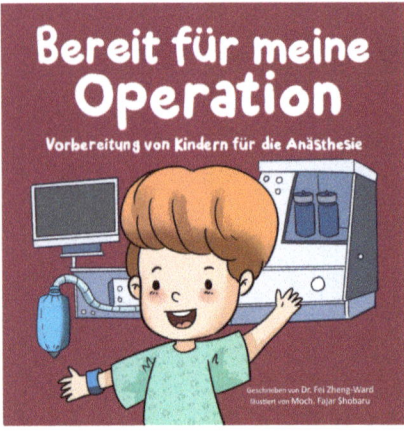
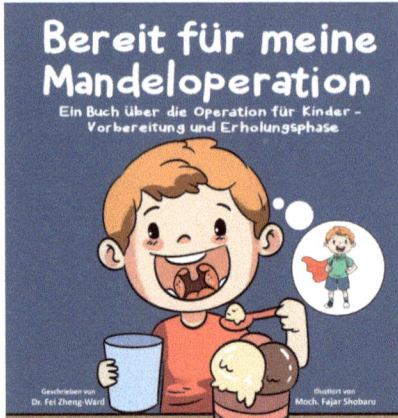
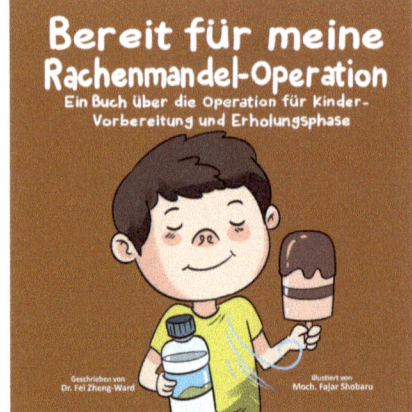
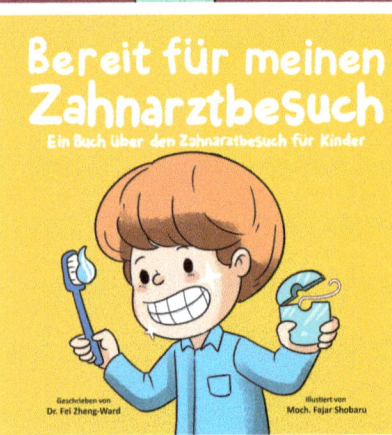
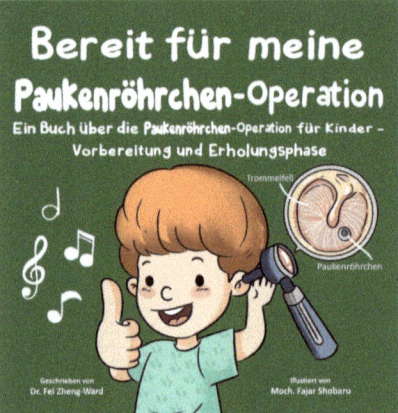
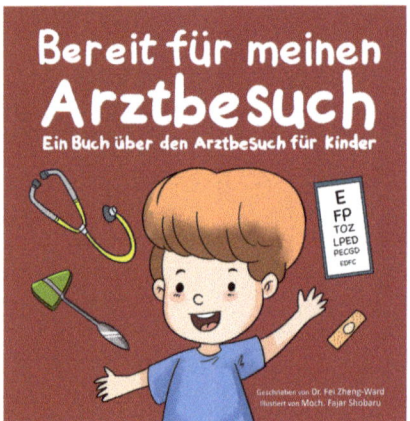
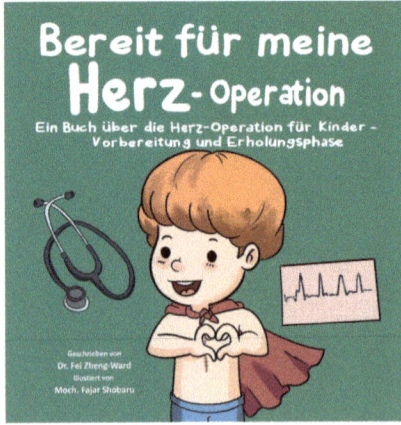
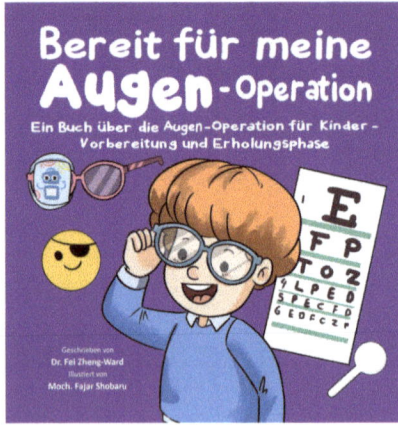
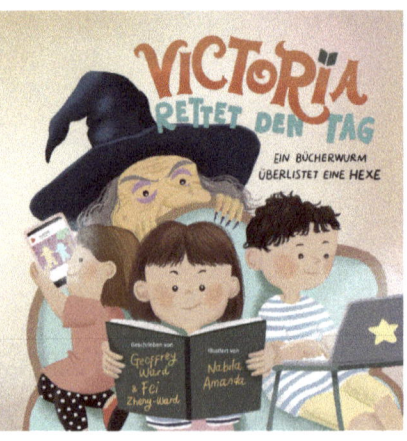

www.ingramcontent.com/pod-product-compliance
Lightning Source LLC
Chambersburg PA
CBHW040000040426
42337CB00032B/5173